U0200480

·JT 叔叔讲稿系列丛书·

经方本草助读

谭杰中◎著
黄崇隆◎点校

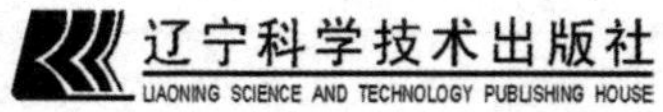

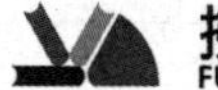
拂石医典
FU SHI MEDBOOK

图书在版编目（CIP）数据

经方本草助读 / 谭杰中著. -- 沈阳：辽宁科学技术出版社, 2020.7

ISBN 978-7-5591-1601-7

Ⅰ. ①经… Ⅱ. ①谭… Ⅲ. ①经方－高等学校－教材 Ⅳ. ①R289.2

中国版本图书馆CIP数据核字（2020）第087717号

出版发行：辽宁科学技术出版社
北京拂石医典图书有限公司
地 址：北京海淀区车公庄西路华通大厦B座15层
联系电话：010-57262361/024-23284376
E-mail：fushimedbook@163.com
印 刷 者：河北环京美印刷有限公司
经 销 者：各地新华书店

幅面尺寸：145mm×210mm
字 数：232千字 印 张：9
出版时间：2020年7月第1版 印刷时间：2020年7月第1次印刷

责任编辑：李俊卿 责任校对：梁晓洁
封面设计：潇 潇 封面制作：潇 潇
版式设计：天地鹏博 责任印制：丁 艾

如有质量问题，请速与印务部联系 联系电话：010-57262361

定 价：49.00元

本书说明

我做的书，不是教科书，而是休闲书。

这本小册子不是关于《伤寒论》《金匮要略》的教材。但是，如果读者已经在学习《伤寒论》《金匮要略》了，本书里的一些小专题，或许可以在各位学习的基础上，增添一点乐趣，起到一些“助读”的效果。本书中无论是关于方剂还是关于本草的内容，都仅仅是在我课堂内容中一两节课的节选而已，内容不具有完整性。也就是说，想要开始学习中医的学生，大概不可能用这本书来学；而我也并没有将中医初学者列为我的目标读者。

整套的《伤寒杂病论》教材，市面上有很多，相信读者有各种渠道可以获得。

至于我自己的课程，速度很慢，整两年，才从“太阳篇”讲到“少阴篇”，而且还未讲完。

但是，我的经方课程和其他老师的经方课程有着一定程度的市场区隔。这种差别大约像是旅游业界的市场区隔：市场上固然有欧洲五国九日游的标准版套装行程，但我自己带团的时候，比如说，去日本，我就只挑一个东京市区，花一整天在浅草旁的合羽桥商店街，慢慢挑、赏那些杯盘食器，比较各家陶瓷菜刀的价钱……花费一个上午的时间去筑地市场逛菜市，路旁一摊一摊地吃小吃，下午再散步去银座和有乐町的交界处，去无印良品看看他们的陈设、去伊东屋赏赏文具等。我还会花费一两个整天在旧书店闲晃。对我而言，无上的奢华，是从神保町散步到圣桥上看落日；是在吉祥寺，一伙人排队买某店刚炸出来的便宜牛肉丸……这样走到第十天，自由之丘的蛋糕都还未吃到呢。也许有人会说："你还吃蛋糕？人家要去六本木中城呀！"

也许，大多数人会参加主流行程，而我的这种旅游团也就是聊备一格，偶而和几位友人一起吃吃的"私房小菜"。

经方的学习，这几年已成为中医的新风潮，眼看学习经方的人越来越多，许多人的医术都在进步，有关中医的图书也越来越多。而我写这本书的初衷也就是搭个顺风车，卖卖"小众商品"，赚点零用钱。

我猜想，大部分的中医学习者，动机上或许有一种"忧世情怀"，想赶紧练成医术，出来帮助到更多的人。

而我学中医，只是觉得它"好玩得不得了"，一头栽进去，没玩够以前，并不急着跳出来。没有特别想如何去帮助别人，也没过多去思考如何让中医普及化和推广中医的问题。我大概就是那种沉迷于看卡通、漫画的“阿宅族”。顶多就是跟同伴闲聊时，会说到“这本漫画你看了吗？好好看耶！”这种程度的发言。如果遇到的并不是喜欢漫画的人，我就会聊别的家常事。

这本书已经反复修改过多次，还进行过多次删减，以使整本书语言精练。但是，虽然如此，书中仍有一些舛误，请各位同仁批评指正。

本书凡例

内容中引用的《伤寒杂病论》原文，前面的标号，桂林古本与宋本条文二者编号俱附上。因为我上课是用桂林本，而一般教材大部分是用宋本。

《神农本草经》的条文，因为我用的本子是以森立之本为主，所以语序或内容会与一般市面上流通的孙星衍本稍有出入。

引用文字，上古经典用仿宋体，后世著作用常规宋体（但方剂内容仍以仿宋体）。

目　录

第一篇　桂枝汤的五味药

第一节　桂枝汤的结构 …… 1

一、经方中的药物组 …… 1

二、病机与方法的相应 …… 8

三、煎煮与调养 …… 11

第二节　【药势】桂枝 …… 22

一、桂枝与肉桂 …… 22

二、血中通阳的桂枝 …… 24

三、引火归元的肉桂 …… 27

第三节　【药势】芍药 …… 32

一、解仓、余容 …… 32

二、隐敛的药性 …… 37

第四节　【药势】姜 …… 40

一、御湿、温中和止血 …… 40

二、生姜的药性 …… 45

第五节　【药势】大枣 …… 49

一、化刚为柔的药性 …… 49
二、助十二经 …… 52
第六节 【药势】甘草 …… 57
一、缓药与解毒 …… 57
二、生泻火、炙补中 …… 60
第七节 “时方”药理学? …… 62
一、中医理论“黑话化”的过程 …… 62
二、“功德盖世，罪恶滔天”张元素 …… 66
三、经方和“八纲”是不同次元的思考维度 …… 72
四、我不要诺贝尔奖，我要医术! …… 74
第八节 【药势】桂枝加葛根汤中的葛根 …… 76
一、藤络向上爬 …… 76
二、关于解酒 …… 85
三、引邪入里? …… 87
四、后颈僵硬用葛根好吗? …… 89

第二篇 寻找少阳区块

第一节 寻找少阳区块 …… 93
一、柴胡剂的版图 …… 93
二、少阳区块的胆与三焦 …… 96
三、狭义的少阳三焦 …… 98
四、功能的少阳三焦 …… 103

五、广义的少阳三焦 …………………………………… 112
六、少阳三焦：目前中医圈一般通行的讲法 ………… 119
第二节　柴胡证…………………………………………… 122
一、终究还是抓主证 …………………………………… 122
二、少阳主证提纲 ……………………………………… 124
三、少阳病的四个特征 ………………………………… 131
四、太阳病柴胡汤证辨证要点：找出太阳中的少阳 …… 136
五、“太阳病”的小柴胡汤四大主证 ………………… 137
第三节　【药势】柴胡…………………………………… 147
一、《神农本草经》的柴胡 …………………………… 147
二、柴胡剂的瞑眩反应 ………………………………… 150
三、“三级剂量、疗效不同”的柴胡 ………………… 154
四、“不可检验、无法创造”的神之领域 …………… 156
五、柴胡劫肝阴吗？ …………………………………… 159
第四节　小柴胡汤的方剂结构与加减…………………… 161
一、半夏、黄芩、人参、甘草、生姜、大枣 ………… 161
二、七小兼证的加减 …………………………………… 163
三、柴胡汤与消化轴的水源 …………………………… 168
第五节　【药势】牡蛎…………………………………… 170
一、咸软坚？ …………………………………………… 170
二、“除痰圣药”的传说 ……………………………… 171
第六节　【药势】文蛤、海蛤四合战…………………… 174

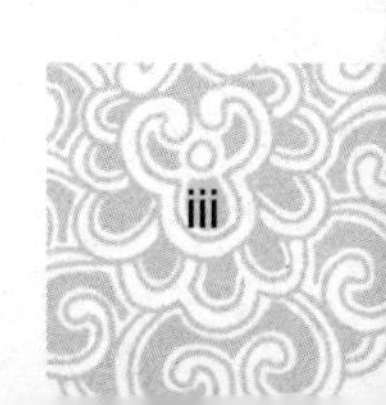

一、海蛤与文蛤的定义 …………………………………… 174
二、牡蛎和蛤 ……………………………………………… 177
三、海蛤和文蛤 …………………………………………… 178
四、桂枝救逆汤中的牡蛎和文蛤汤中的文蛤 ………… 180
五、文蛤汤中的文蛤和五倍子 ………………………… 181
第七节 【药势】龙骨神话………………………………… 184
一、传说中的龙 …………………………………………… 184
二、象征物的龙骨 ………………………………………… 186
三、“收涩”与“收摄” ………………………………… 187
四、龙齿的特殊药性 ……………………………………… 190
五、“龙齿安魂”相关资料补充 ………………………… 191
第八节 柴胡加龙骨牡蛎汤………………………………… 194
一、“膜网”与灵魂的身体 ……………………………… 194
二、服用煎剂的特殊体验 ………………………………… 208
三、大淡汤 ………………………………………………… 210
四、柴胡龙牡汤配方颗粒的用法 ………………………… 211
五、铅丹的代用品 ………………………………………… 213
六、逃药 …………………………………………………… 214
七、柴胡龙牡汤的种种临床运用 ………………………… 215
八、腹证辨证点 …………………………………………… 227

第三篇　杂　文

第一节　什么是“气”？…… 229

一、名为“气”的档案匣 …… 229

二、心、气、体三元论 …… 230

三、其实我们都不知道 …… 231

四、“气化”的观点 …… 236

五、中医只能用形而上的身体观来操作 …… 238

第二节　中医牙科史导览——从细辛的药性岔题…… 243

一、《黄帝内经》中的牙痛 …… 243

二、伤寒学派的思路：以感冒受风论牙痛 …… 248

三、刷牙固齿名方 …… 252

四、牙周病的治疗 …… 256

五、陈士铎的六路牙痛方 …… 257

六、齿落复生 …… 266

第三节　为小青龙汤发出呐喊…… 267

一、心下有水气 …… 267

二、小青龙汤非汗法 …… 269

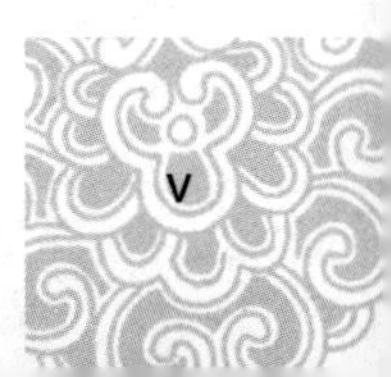

第一篇

桂枝汤的五味药

第一节　桂枝汤的结构

一、经方中的药物组

【桂6-13/宋12】

【桂枝汤方】

桂枝三两（去皮）　芍药三两　甘草二两（炙）　生姜三两（切）　大枣十二枚（擘）

右五味，㕮咀，以水七升，微火煮取三升，去滓。适寒温，服一升，服已须臾，啜热稀粥一升余，以助药力。温覆令一时许，遍身絷絷微似有汗者益佳，不可令如水流漓，病必不除。

若一服汗出，病瘥，停后服，不必尽剂；若不汗，更服，依前法；又不汗，后服小促其间，半日许，令三服尽。若病重者，一日一夜服，周时观之。服一剂尽，病证犹在者，更作服。若汗不出，乃服至二三剂。

禁生冷、黏滑、肉面、五辛、酒酪、臭恶等物。

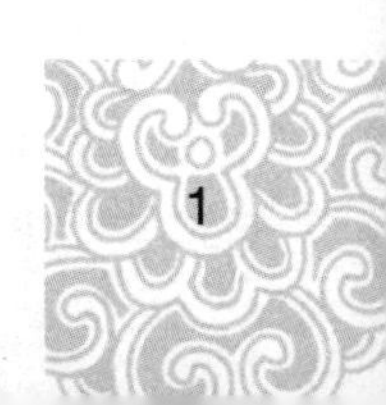

桂枝汤这五味药：桂枝、芍药、甘草、生姜、大枣，分别是汉朝剂量的三两、三两、二两、三两、十二枚。剂量的换算我们等一下再说。这里，我们要先讲的是关于这几味药在《伤寒杂病论》这部书中本身的用药结构里扮演怎样的角色。

桂枝汤里面有桂枝，即肉桂树的树枝，它红红、热热的，是一味暖药。

如果我们把桂枝汤拆掉，张仲景另一个方，很单纯地在取用桂枝的药性，此方被叫作“桂枝甘草汤”，只有桂枝和甘草两味药组成的方剂。它是治什么的呢？

它治“心阳虚”，当心阳不振的时候，人会有一种体感，什么体感呢？张仲景的陈述是“叉手自冒心”，其所述为患者很喜欢把两只手护在胸前，心慌慌的，想要按着，这样比较舒服。

这个症状在西医世界的观点里没有意义，因为心脏在肋骨里面好好的，手抱在这里也不能帮它按摩。然而，中医说的“心”不是西医解剖的心脏，而是前胸后背凸出来的具有生理功能的心，我们可以认为是“灵魂的心”。所以，心阳不足的时候，患者会喜欢把手抱在胸前，是因为觉得这样能够给予一种温存、支撑的感觉。

桂枝甘草汤喝了以后，就会感觉到胸前的能量开始被补足了，心慌慌的感觉好转了。所以我们就可以知道“桂枝”这味药在张仲景药法里的功效了。心主血，而桂枝又是肉桂树的枝，枝往外走，所以桂枝的药力一旦到达心了，它的阳气就会顺着动脉传出去，这是张仲景书里面对桂枝药性的分析。

我们再来讲芍药。张仲景的药方中也没有只单纯用芍药一味药的，不过，张仲景的药方里面，有一个芍药甘草汤。

用了芍药甘草汤以后人会怎么样？简单地说，它会让人的腹部轻松不拘急；复杂地说，构成人体内脏的组织是平滑肌，芍药可以让人的平滑肌松弛。

芍药这个药，可以让人的脾胃舒畅，用补脾胃药物的时候，如果搭配芍药，就可以让这些补脾胃的药物吸收得更好。简单来讲，芍药这个“放松”的力量能干吗？比如说腹部痛的时候，用手轻轻地按揉一会儿，疼痛就减轻了。所以我们可以知道，在张仲景的书里面，芍药的作用是温柔放松，以达到止痛的目的。

另外一点，张仲景的芍药甘草汤的药性是：一旦内脏的平滑肌松开了，中轴的身体静脉就会松开，那么，静脉松开会怎么样？就会把末梢静脉血管里的血液吸上来，所以张仲景的芍药甘草汤是可以治疗脚、腿部的静脉瘀血阻滞的，这是芍药的药性。

另外，芍药在张仲景方里面还有一个意义，就是它能够限制一个方剂的作用范围。也就是说，在桂枝汤里面，三两桂枝加三两芍药的作用范围，刚好切合人的身体表面。如果是太阳病内陷成太阴病，那时候张仲景用的方叫作“桂枝加芍药汤”，桂枝汤加重了芍药以后，整个汤的作用范围就会固定进身体里面；如果是太阳病同时觉得胸闷，胸闷就是心阳不通畅，张仲景就会把芍药拿掉，变成“桂枝去芍药汤”，如此就可以通畅心胸。这样，我们大概可以明白芍药对于收敛方剂作用区域的功能。

所以，我们看到桂枝和芍药的组合，就知道“桂枝从动脉出去、芍药从静脉回来”，这组药性形成了一个圈。

桂枝这味药，我们观察它的时候就会发现：肉桂树的周遭，是长不出其他树的，其他的杂木都会退得很远。所以古代人称这个树叫作“梫树”，这个树可以把其他树的能量排开。

可是，如果对比张仲景的方剂就会知道，张仲景如果不只用桂枝和芍药，比如，桂枝芍药黄芪汤，这个方就不会作用到身体的表面来；而只用桂枝和芍药的时候，药好像才能贴在血管里面走。因为桂枝走动脉血管，芍药走静脉血管，那么，这两味药的作用区域，终归还是在血管里面。我们说血管是“营分”，如果现在是“风伤卫”，这个风邪是在“卫分”，这一票“桂枝大军”沿着血管走，可是都“过站不停”，外面的病毒笑嘻嘻在车站外对桂枝说bye-bye，感觉好像治不到病吧？

那要怎么样才能让桂枝的药性能从营分走到卫分呢？这时候就要靠生姜这味药了。

我们想想看，生姜是怎么生长的？一坨姜已经生长完成，它要再长下一坨的时候，是不是以一种接近直角的状态“分歧”地长出去的？

我们用桂枝汤就需要使气能够“分岔”，所以，加了生姜之后，桂枝的药性就可以岔出血管之外、从营分走到卫分去了。

再换一个角度来说，张仲景在治外感咳嗽的方子里面，常常会用干姜，但是不会用生姜，为什么？因为干姜是暖中焦的——详细的药性结构我们将来教到小青龙汤时再讲。那为什么不用生姜？因为人的咳嗽是气往上冲，我们希望能够“平喘降气”，把气降下来。但生姜的药性就是会从胃的地方往肺的顶端冲，所以对于以“肺底”区域有邪气为病因的咳嗽是不适合的，因为这样会咳得更厉害。

那么，张仲景什么时候会将生姜用在咳嗽药里呢？当这个咳嗽的病因在“喉咙”的时候，他就会用了，这是张仲景用生姜的规律：喉咙痒、喉咙有痰，对于这种咳嗽，他就会用生姜。再不然就是内伤虚咳，他用生姜把元气、津液顶上去以滋肺阴、补肺气。

所以我们知道：生姜的药性可以到达这么高的地方，吃到胃里面，可以开到肺的表面。我们说脾胃主肌肉、肺主皮毛，对不对？所以它可以从肌肉开到皮肤表面——这就是生姜的药性，它可以让桂枝的药性从营分出到卫分来。

而大枣是一种非常有营养的东西，我们中国人认为它的功效是，会入到心里面去“奉心生血”，是个“补营”的药。如果生姜让桂枝的药性能够离开血管，从营分走到卫分，那么大枣就是把营养源源不断地补到营分去。

所以在张仲景的药方里，生姜、大枣一起用的时候，有时候我们会发现他生姜多一点、大枣少一点；或是大枣多一点、生姜少一点。这样的变化，在处理一个议题，就是所谓的“调营卫”。如果大枣用得多，比如说最标准的用大枣不用生姜的方剂是当归四逆汤，一旦用到当归四逆汤那么多大枣，而完全不用生姜，这副药的药性就会整个被留在营分里；相对来讲，有些方剂不用大枣但用很多生姜，这副药的药性就会往卫分跑，这就是张仲景用姜枣调营卫的药法。

有些时方医家的解释，认为调营卫的是桂枝、芍药。但其实在仲景学派的逻辑里，桂枝、芍药调营卫是不正确的，调营卫的是生姜、大枣，在张仲景的方剂里可以看到很多的例证。

后世的很多方剂都注明要用“姜、枣煎”，也是在沿用古方的这一习惯。

至于甘草这味药，比如说仲景单用一味生甘草煮水喝下去，这是主治什么？这是主治喉咙炎症的。

甘草是一种植物性类固醇，类固醇的特征是什么？就是所谓的“缓药”，它不能治任何疾病，但吃下类固醇以后，身上的疾病也好，被挑起激烈的免疫反应造成的炎症也好，都能缓和下来。所以中医拿生甘草来当泻火消炎药，这个“泻火消炎”的意思是把什么都缓和下来，“生”甘草的这个缓药药性尤其明显。

然而，张仲景的伤寒药方里面，多半用的是生甘草加蜂蜜烤过以后的“炙甘草”，炙甘草的使用意义，就和它的用量有关。

如果想要让药性缓和，比如麻黄汤里的麻黄是一味药性很烈的中药，放了“一两”炙甘草后，麻黄的药性就变得不是那么激烈了。

可是，我们说炙甘草，甜可以补中焦，像一些其他的方剂，比如理中汤或是炙甘草汤这种用甘草当补药的方剂，里面的甘草用量都是三两、四两起，而张仲景用炙甘草当补药的时候用量会更大一些。

所以，桂枝汤用“二两”炙甘草，这二两的意义到底在哪里呢？它不是当补脾胃的药物、又不全是当缓药……

我们在张仲景的方剂里会发现：如果把有炙甘草的方剂和没炙甘草的方剂拆成两组来看的话，有二两以上炙甘草的药方，其中的炙甘草可以在脾胃区域形成一个类似“地平线”的东西，让吃下去的药知道它们各自的作用点在哪里。比如桂枝汤，吃了之后，甘草这个最甜的“土”药能定出一个中间轴、地平线，然后桂枝、芍药……才知道它们要以哪里作为作用区域的中心点，从而在该区域发挥整体作用，这是张仲景的用药法里面比较特殊的甘草用法。

相反，没有甘草的药方，比如说黄芪五物汤、柴胡龙骨牡蛎汤、乌梅丸等这些药方不放甘草就是非常有意义的；再比如乌梅丸，如果一个人的阴阳已脱，其本身就没有中间轴可言了。

所以在仲景药法里面，二两炙甘草的意义是一旦用炙甘草定出地平线，桂枝出去、芍药进来、生姜把桂枝的药性推出去、大枣再递补进来。

大圈是桂枝、芍药，大圈之中又包含了一个小圈是生姜、大枣，而甘草定出地平线，画出图来都好像一个“旦”字，难怪这个汤在《辅行诀》里要叫“小阳旦汤”，即一切方剂的黎明，万方之祖桂枝汤！

从前我教这个汤的时候，就有练功夫的同学说：“老师，这个汤，是一个导引之术！”的确会有这种感觉。它会让身体形成一种导引的结构来医治疾病：仿佛是太古真人在蜕变成现代人的途中，当“内功”这个能力渐渐从大众身上消失时，发明方剂来代替气血运行的导引。

这是我们对于张仲景药法的核心先要有的基本概念。接下来我们再来看比较详细的内容。

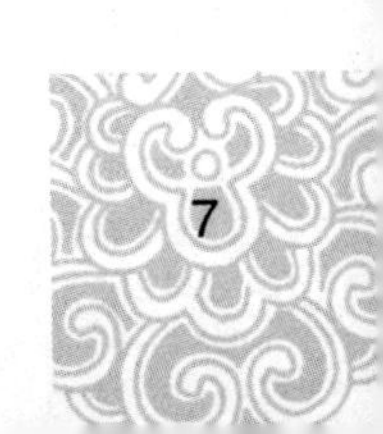

二、病机与方法的相应

桂枝汤这个方，我想我们可以从几个角度来看它。

首先，桂枝汤证，《伤寒论》里标准的桂枝汤证，我们会先说它的“外证”是什么？外证主要是脉浮缓、恶风寒、出得了汗。

从外证来想，这个病的“病机”是什么？

一个人如果脉浮缓而出汗、又有怕风的感觉，病机就是有风气伤到了我们的卫气，有这样病机的时候，我们就会思考：“治则”（即治疗的原则）是什么？

治疗的原则是：我们要把一些东西送到卫气的范围，还要把卫气里的风邪打出去。于是，就出现了一个方。

这个“方”就是“法”的意思，桂枝汤其实就是一个“方法”。

我们在介绍桂枝汤之前，提到过“我们的卫气跟身体的很多层面都有相关性”。

我们呼吸用的肺其实就连系着皮肤，皮肤跟卫气是连在一起的，所以肺跟卫气当然是相关的。

我们又知道肺的气主要是来自命门之火蒸动肾水之气，然后从三焦输布到胸中，对不对？所以这也是我们卫气的来源之一。

另外一个卫气的来源，是太阳经的寒水之气，被命门之火烧暖了，它就能够运行出来，变成我们身体表面一个好像大气层的东西，这也是卫气的来源。

卫气的来源还有什么呢？我们吃东西进入胃肠，消化得到营养或能量，进入我们的心，输布到我们的血管、经络，然后在经络、血管化分为比较粗糙、强悍的营养，走到脉管外面，变成保护我们的卫气。也就是营气分化成卫气的过程。

桂枝汤这个方剂，它并不是一个透过修补肺气来抑制感冒的一个方剂，也不是一个直接走太阳经，把太阳经清扫干净的一个方剂。如果要把太阳经清扫干净，可能是会选用藁本这种走太阳经单经的驱风药。

桂枝汤的走法是被脾胃消化之后，“奉心生血”，把桂枝汤的药性送到我们的血管里，再从我们的血管营分分布到卫分，把风邪推出去。

这可能就会产生一个让我们好奇的问题：

得了太阳病，常常会觉得僵硬的感觉从脖子往下传，那是太阳经！但是，桂枝汤这味药，它却不是直接走太阳经的。从脾胃走到营分再走到卫分，这果真可以称作“治疗太阳经的病”吗？

实质上是可以说得通的。因为卫气联系着太阳经、肺、营分，一旦从这条“由营到卫”的路径把邪气清干净了，其他相联系的部位，比如说肺经、太阳经，也就都一起好起来了。临床上的确可以看到：本来的腰酸，吃了桂枝汤以后就缓解了；有一次我小趾痛，是太阳经上的痛，喝了桂枝加桂汤后，也好起来了。

这就证明了卫气是很多不同层面结合在一起的东西，从其中一个层面把它清干净了，其他相关的几个层面也就一起好了。

从脾胃方面起作用，这是桂枝汤所选择的路径。当然，一些别的方剂，比如说感冒的时候，用紫苏叶，是从肺清除邪气的；用葱白豆豉汤，是从命门蒸动水气向上清除邪气的。所以可能不同的医生，会有不同的方式。

关于张仲景的桂枝汤，从前广州有一位用经方且剂量很大，外号称“陈大剂”的医生，他说桂枝汤是“从太阴底面以开太阳”，我们“一般论”的伤寒六经的讲法，会说足太阳膀胱经的底层是足少阴肾经，在传病的时候，的确太阳经太虚，就有可能传到少阴而生病，但是太阳经其实也因为与营、卫这两个层次的联系，而和太阴脾经有联属关系。桂枝汤等于是把药吃到脾胃，然后从脾胃去清除太阳的邪气，这样一种桂枝汤的走法，可以说是经方很巧妙的思路，在治疗感冒上有很出色的一面。

因为可以说这条路是最干净的一条路。当真的出现风伤卫的时候，肺功能已经受到影响，太阳经也已经“生病”，卫气也被“污染”了，剩下来的一条路，就是心和脾还没有被殃及，所以从心和脾走到卫分，把邪气推开，我觉得这是很有意义的一种思考。

当然，以疗效来讲，就比许多走其他路径的时方要好。同一种感冒，用参苏饮、九味羌活汤加减……就是吃着吃着“渐渐有好转”，但不会像桂枝汤这样清清楚楚地把人医得“干干净净”。所谓“足太阳经驱风药”的藁本，只是外号好听，它就专走一条太阳经爬上头顶，很多其他的地方它走不到，如果用藁本来治太阳病的桂枝汤证、麻黄汤证，效果会差很远。

“风邪”这种邪气的能量场就像一只长脚的蜘蛛，本体贴在太阳经上，八只脚巴住我们的卫气，想要把它弹掉，不是去踹它的肚子（藁本），而是要先掰开它的八只脚（桂枝汤）。

三、煎煮与调养

说到桂枝汤，我们来探讨一下它的煮药、剂量算法和用的药材。

首先说它的剂量计算单位，汉朝的“两”，究竟在今天是多重呢？汉朝的一两，在现在的考据里，大约是16克。

今天我们秤药的单位，一斤是500克、10两，所以，现在剂量的一两是50克，十钱是一两，所以一钱是5克。

因此，汉朝的一两，差不多是我们今天的0.3两，所以，如果我们要开一个完全精密的桂枝汤，张仲景写桂枝三两，我们今天写药单就写九钱。可是，我开张仲景的方，很少直接乘0.3来换算，觉得算下来有一些零头很麻烦，因为张仲景常常很多药都用三两，我就常直接除以三，他写三两我开一两。因为在这种情况下，药性其实差不太多，所以我通常用的是比较简单的方法，他说二两的我就开六钱半。

可是，像桂枝汤这一副药，张仲景就会说“煮出来三碗，喝了一碗好了，第二碗就不要喝了”，因为它很有效，很多时候喝一碗就好了，第二碗、第三碗根本用不到，如果医生每次都除以三，患者可能会觉得药常常会剩下。所以，如果我们心里觉得一次的药就可以解决问题的话，就再除以三。现在一般用经方的医生，开桂枝汤，张仲景写三两，我们就开三钱，直接除以十就好了，这样煮出来就刚好是一剂的量。

但是，一定要记住，除以十的时候，大枣也要除以三才

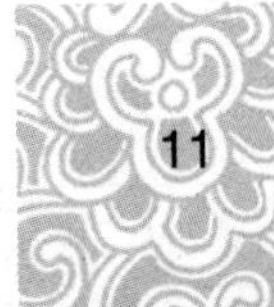

对！因为平常除以三的时候刚好放十二枚枣子，除以十的时候枣子放四枚就好了。

张仲景有些药的算法是算容积的，如张仲景的“一升”，大概是现在的一个200毫升饭碗的量。这些算容积比的药，如果要除以十的话，就是一碗变三分之一碗，这个大家要清楚。

至于张仲景说桂枝三两“去皮”，对于桂枝去皮这件事，在今天已经不太需要去做了。因为古代桂枝可能是一根比较粗的树枝，而且古代没有现在的机器可以把它切成薄片，要想煮出味道，可能需要把外层的皮削掉，里面的药性才容易煮出来。但现在的桂枝用的都是桂树最末梢的尖端，也就是“桂枝尖”，用机器削得很薄，所以已经不太有这个问题了。今天在药房买桂枝，已经不需要再去皮了。

另外，张仲景时代，古人还没有把芍药分成白芍药或赤芍药，通常我们开白芍药，虽然历史上也有人说用赤芍药会比较好，但因为白芍药用到现在效果也都很好，所以我们还是用白芍药。开白芍药的话，记得在写药方的时候要写“炒”白芍药，因为可能当时汉朝人体质比较强健，所以芍药没有特别注明“炒”；可是对现代人而言，白芍药若没有炒过，药性会寒，很容易腹泻。为了避免这个风险，我们用炒白芍药就可以了。

对于甘草，张仲景说炙，炙甘草就是沾过蜂蜜、烤过的甘草，炙甘草看起来黏黏的、黑黑焦焦的。

对于生姜，煮桂枝汤中我们用老生姜，《神农本草经》里面用姜有“干姜”和“生姜”的区别。很多超市写“干姜”，其实是老生姜，超市的干姜不是药房的干姜，药房的干姜是完全烘干的。嫩姜不要用，因为不够辣、药性不足。

对于大枣，我们一般煮大枣甜汤的时候，都不把它弄破，是因为弄破了就没有味道了。可是我们用它来煮药的时候，就要把它的味道煮出来，所以书上会说要把它掰开。

这个汤剂要怎么煮呢?

“㕮咀。以水七升，微火煮取三升。”“㕮咀”的意思，就是用牙齿把它咬破。因为我们现在买到的药材都是饮片，所以完全不需要这个过程，饮片就是已经用机器切得薄薄的药材，非常容易就可以把它的成分煮出来。

七升的水，我们差不多是用七碗水的量。现在煮药我们常说最好把药材泡水半小时，把它泡发再开始煮。可是，桂枝汤这种“早一分钟喝，早一分钟好”的方，就不要再泡了，直接煮，反正药性相差不多。用水七碗煮，煮的过程中，药材会吸水胀起来，所以，一个汉朝原方剂量的桂枝汤，它可能会吸收掉一碗多的水。如果七碗水煮成三碗药汤，其实并不是要看水线降到三碗的地方，大约看它降到四五碗水之间，关火倒出来，差不多就是三碗药汤，因为其他的水都被药材吸掉了。

所以，如果我们现在要煮完整的汉朝汤剂的话，七碗水煮成五碗水，再倒出来，大概就差不多了；如果是十分之一剂量的汤剂，大约是两碗半的水煮成一碗半的水就差不多了。

但是，桂枝汤这副药到底要煮多久?汉朝时候说的“微火”到底是什么火?我看到有些人用传统的炭火煎药，其实炭火比我们煤气灶的火要猛。煤气灶可以调到小火，古时候的炭烧起来不是温吞吞的，所以七碗水煮到五碗水，以那时候的火力来说，差不多在半小时以内就完成了。

因为桂枝汤是一副发散的药，不是十全大补汤，煮得太久，辛辣的味道不见了，药效就差了。所以，桂枝汤基本上是半小时内煮好就可以了。

如果用插电的煎药壶，其火力比煤气灶还要小，用煎药壶煮桂枝汤，从七碗水煮到三碗水，大概可以煮三小时，等三小时才吃得到药，时间过长。所以，若要用电煎药壶煮药，那就五碗水煮到四碗水，滚半小时就可以了。煮的时间不要太久，因为桂枝汤是发散药。

之后的承气汤里，有大黄这种药，煮的时间也不能太久，因为煮太久，它泻的力量就没有了。相对而言，煮有附子或是炮附子汤剂的时候，以我们现在的小火火力，一定要煮一小时以上！因为附子的毒性要分解的话，在大火的情况下会分解得比较快，也就是说，如果用汉朝时代炭炉的火力来煮附子，因为它火力很大、水蒸发得很快，有可能半小时内附子的毒性就分解掉了；但以我们现在这种火力，附子的毒性就会分解得很慢，所以就需要加长时间。煮什么药要多长时间，我们以后讲到个别的方子时再讨论。

“去滓。适寒温，服一升，服已须臾，啜热稀粥一升余，以助药力。温覆令一时许，遍身漐漐微似有汗者益佳，不可令如水流漓，病必不除。”煮好了之后把药渣去掉，分成三碗，等它不那么烫了以后，喝第一碗，汤喝下去，喘口气后，就要喝一碗热稀粥。这里的稀粥，不要以为是平常家庭里的稀饭，我们平常的稀饭比较浓稠，这里说的稀粥是稀一点的粥。所以要煮一碗水比较多的稀饭喝下去“以助药力”，因为桂枝汤这副药要借着发汗把邪气逼出来，但是它本身不具备“一定让人发得出汗”的力量，所以吃完以后要借着喝热水、热稀饭，加衣服，使人热一点儿、出一点儿汗。

因为每个人的体质不太一样，对桂枝汤的反应也不一样。拿我个人举例，我一般喝了桂枝汤后，再喝大半杯烫开水，就出汗了。可是，如果一个人的体质比较虚弱，脾胃之气不足，根本没有办法出汗，因为桂枝汤是以脾胃当作运行的起点，所以这时就要用稀粥去滋补脾胃，让身体有力气去出汗——这是桂枝汤喝的方式。喝了桂枝汤之后再喝粥，身体里面暖和了，就加衣服或盖棉被，等半小时到两小时，看看有没有“微汗”。桂枝汤发汗的要领，是不可以出大汗，这里所说的“汗”是我们把手伸到衣服里面会摸到皮肤有湿润感，这样的微汗就好。

因为桂枝汤里面桂枝和生姜的药性联合在一起把风邪往外推，它需要一点儿媒介让邪气出来，这时只需要让身体出一点儿的汗，就能让邪气随着汗出来。如果出了大汗，等于毛孔全开，而出汗多在中医看来是比较伤元气的，而人本身已经比较虚了，此时毛孔全开、人又虚，这样邪气才刚出来就又回去了。所以只能微微地出汗，不能像刚做完运动那样出汗，那种出汗对治疗疾病没有意义。

“若一服汗出，病瘥，停后服，不必尽剂。”如果喝了一碗下去，汗出来了、病好了的话，接下来就不要喝第二碗了。因为第一碗下去病好了，第二碗再发一次汗，就会让人身体变虚。张仲景治感冒的方剂中，除非是补药的方剂，其他方剂都是中病即止。桂枝汤已经是最温和的方剂了，张仲景还要这样谆谆告诫，更何况是麻黄汤或青龙汤等比较厉害的汤剂了？所以千万不要觉得这些细节可以忽视，因为往往我们看对了证、开对了药，可是如果发汗不得法，这个病还是不会好，甚至病情会恶化。

“若不汗，更服依前法。又不汗，后服小促其间，半日许，令三服尽。”如果不发汗的话，再喝第二碗，还不发汗的话，第三碗也不用等那么久了，可以缩短喝药的时间间隔，在半天之中可以把一次煮出来的三碗药都喝完，一直都不出汗的话，可以一直喝。

“若病重者，一日一夜服，周时观之。服一剂尽，病证犹在者，更作服。若汗不出，乃服至二三剂。”看护的功夫是很重要的，我们说感冒是风邪伤了卫气，桂枝汤可以驱走风邪。但是，到底身上有多少风邪，肉眼看不出来，桂枝汤喝下去，它的药性和风邪对抗，能够打赢风邪的时候，我们才可以观察到发汗而痊愈的现象。所以到底“一次感冒需要多少剂量”是不知道的。

从张仲景的用药，我们可以发现他的思路，以药量足够为止，一旦足够了就不能多喝。

如果一副药分三碗喝完，这些所谓“脉浮缓、怕风”等表证都还在的话，就再煎一副；如果汗还一直不出的话，就可以喝二三副药，直到汗出来为止。只要这些症状都还在，就继续喝，这才是一个完整的服用桂枝汤疗程。

我常常埋怨之前教过的学生一件事：现在有了配方颗粒，大家在处理病人的时候往往变得有点懒。有时候同学说：“我家人昨天感冒了，我给了他三匙桂枝汤，今天早上起来就好多了。”这话，我听起来会有点悲哀，因为这同学并没有很精确地理解如何使用这副药，虽然有人可能会被医好，但也可能有人因此没有被医好。

这是一件重要的事情，像张仲景这样用药，其实是很有道理的。像现在有些人的体质很特殊，我曾经给一个人开桂枝汤，配方颗粒我大概只给1.5克，那个人吃了以后就狂汗不止、虚脱。后来我才知道这个人平常在使用摇头丸一类的药物，他的阳气已经虚到一定程度了，稍微发一下汗，人就难以承受。所以桂枝汤剂量要用多少，这其实是一个需要考究的问题，并不是每一个人需要的剂量都一样。

所以，以后如果使用麻黄汤，其方法也是一样的，先给1克剂量，如果不发汗，再继续增加剂量；如果还是不发汗，则先喝热水，如果汗还是不出，再增加剂量……再不出汗就吃些稀粥。本来麻黄汤是不需要喝稀粥的，但如果汗一直不出，可以适当喝一点儿，直到汗刚好出来再停。

请各位务必记住，《伤寒论》中的方剂，因为其威力很强大，所以使用的时候务必要很小心，像张仲景所说，我们要在患者身边，二十四小时观察他（周时观之），直到把他医好。从前，有两个朋友同时生病，他们问我会不会医治这个病，我说：“理论上是会医治，但因为我没有时间陪你，所以不会。”真的会有这种感觉！因为当我们不能在旁边观察状况的时候，我们往往不能确定吃了这个药后，他们会不会好起来。

当然，也可以有其他办法。例如，将桂枝汤中的三两减到三钱，就大大增加了药物的安全性，即使病人吃了药不发汗，第二天的身体状况大概还是会好很多；或者医生觉得不能确定吃了药会发汗，那就可以适当加一些可发汗但又不伤元气的药。当然，这时候不能加麻黄，因为加麻黄之后可能会引起人的虚脱。像曹颖甫就加了浮萍，加浮萍后人就容易出汗，而且不太会伤到正气。

但是，严格来讲，我们在读《伤寒论》的时候真的会觉得："这是家庭医学！"怎么说呢？

如果你是一个开诊所的医生，你要如何处理一个桂枝汤证的患者？让患者坐在那里吃药、护士端稀饭，若没有发汗，就让患者在诊所里留观二十四小时，一直到发汗才把患者放走？这样子的诊所会很奇怪吧？所以，开诊所的医生实际遇到这种状况的时候，有时候可能会宁愿舍弃经方，用一些安全性强、但会让感冒持续五天时间的方剂。这是不得已的选择。当然我也听说有的医生确实会把患者留下来一直到发汗了才让患者走。

对于经方，就算今天剂量可以把握得很准，但一般诊所可能还是会开三副左右剂量的配方颗粒，可是，万一这个人吃了一副就好了，谁知道他会不会把剩下的两副留下来？如果是葛根汤或麻黄汤这种吃一副会好、吃第二副会虚的药，经方派的医生当然都会告诉病人"如果吃一副病好了，就不要再吃第二副"；可是，有些患者可能会出现这种情况，自己吃一副麻黄汤感冒就好了，改天家里的小孩感冒了，明明是桂枝汤证，他可能会觉得"这个药很有效，不需要看医生"，然后就拿出之前剩下的麻黄汤给小孩吃，这就会有很大麻烦了。

所以，我个人觉得经方是一种高贵的家庭医学，如果你非常爱惜自己的身体，在家里自己用，效果非常好；可是一旦到外面不对证给他人用，就会遇到一些麻烦，有时候会出现一些很难收拾的状况。

而且，不要说医生可以“很尽心尽力，有医德、关心病人”就好……很多时候，我们犯的都是“无心之过”。比如，服用桂枝汤以后会有很多禁忌，但这些禁忌和我们现在人所知道的“感冒时的饮食常识”已经很不一样了。例如，现在很多人觉得感冒要喝果汁补充维生素C，这个医生可能很用心，洋洋洒洒写一页很详细的禁忌，让患者遵守，但谁知道这个患者的医从性如何，会不会看了几秒钟，觉得“好像不太好看”就揉揉扔了？可能患者自己又做了一些事、吃了一些东西后，病情加重了，然后到处诉苦说这位医生没把他医治好。所以，我想经方在“诊所”这个场合，是有比较局限的地方。

“禁生冷、黏滑、肉面、五辛、酒酪、臭恶等物。”

喝桂枝汤的时候，张仲景说：“禁生冷。”我们吃了桂枝汤之后，要靠脾胃把这个药气输布出去，所以食物一定不可以掺杂影响脾胃运化的东西，例如，喝冰水、吃生菜、吃冰水果……这些都是不可以的。因为这些东西一吃下去，脾胃会立刻受到“生冷”之气的影响，桂枝汤运作的起点、基础就没有了，所以生冷不行。

如果喝桂枝汤的时候同时吃很黏腻、肥厚、油腻的东西，也会影响药效发挥的。因为这些祛除表邪的药，其实多半很忌肥厚、油腻的东西，桂枝汤遇到这些东西算是“还好”，可是如果是方中含有麻黄、细辛，再吃了油腻的东西，药性就发不出来了。或者是用药配伍上，麻黄汤如果加了地黄，其功效就发不出来了，因为地黄也具有黏腻的药性。所以，这些会影响药性的东西，不可以吃。

至于肉或面，并不是吃了面条一定会怎么样，而是古人认为，面条是热性的，麦子的“凉”在它的皮上，去了壳的麦子都比较偏热。而桂枝汤已经是一副温热药了，好像不太适合再去吃热的东西。至于肉类，现在的人到底要不要禁止吃肉，已经变成一个不确定的状况。因为古人不常吃到肉，所以肉类可能是古人脾胃比较不习惯的食物，如果身体本来就没有消化这类食物的习惯，生病的时候吃了这些食物，可能会给脾胃造成更大的负担，一旦对脾胃造成负担，就需要更多的元气来帮忙脾胃运化，这就会影响到药性。所以，平常就知道自己不太能消化的东西，吃药的时候就不要吃了。

五辛，葱、韭、蒜、椒这些味道辛辣、气味比较浓厚的调味剂，和桂枝汤加在一起可能会产生反应。因为桂枝汤是以肉桂、生姜这类“辛甘发散为阳”的药为主在发挥作用，如果在里面再加葱、辣椒、大蒜……这副药到底要作用到哪里？而且这些东西合在一起好像加味一样，变成“桂枝加葱韭蒜汤”这种不知道是什么的奇怪方了。所以这些影响药性的东西就不要吃了。

酒是桂枝汤的克星，桂枝汤中的生姜和桂枝这两味药，很怕遇到酒，因为它们本身都是动力、阳性较强的药物，遇到酒以后，会和酒湿热的作用融合在一起，在身体内结成一团湿热之气，不容易散开。所以，生姜、桂枝和酒混在一起，可能会激发人体内的湿热之气。

酪是指各种奶制品，从牛奶、优格到起司。各位是否知道，“消化牛奶”是成人人体所能做的最艰巨的事情之一？人类只要过了婴儿期，乳糖酶活性就会随着年龄增大而降低。所以，有些成人喝牛奶易发生消化不良，是因为不能被小肠消化的乳糖随肠蠕动进入大肠后，被大肠中的细菌所消化，从而导致腹痛、腹胀、腹泻的症状。

臭恶等物，就是吃起来味道很重的东西。味道重的东西对于药性通常都是有影响的，因为中国人常说“什么药是什么味道”，所以如果吃了味道很重的东西，无论是气重还是味重，都会影响到药性。

所以生病的时候，按照张仲景医学的要求，大概就是喝喝稀饭，不要吃太多其他东西，等病好了以后再正常饮食。不过中国人一般也认为，如果是生了一场重病的话，最好是病后吃清淡一点，因为吃清淡一点，对身体的康复有好处。

这就是桂枝汤这个汤剂需要注意的事项。

各位想想看：一个桂枝汤就需要注意这么多事情，诊所的医生敢开吗？如果病人能遵守这些规矩的话，多半这个病人就自己也知道要喝桂枝汤了。一副药之外，单从保护它的药性来说，就要做这么多的事情。

讲这个，是要提醒各位，服用一副桂枝汤要注意这么多的事情——当然有的时候配方颗粒的桂枝汤可以吃得稍微随便一点。例如，冷气吹多了，感觉有点不太对，但又还没感冒，这时候喝少许桂枝汤抵抗一下，这时剂量稍微随便一点还可以。但如果真的感冒了，喝桂枝汤时就要按照张仲景的叮嘱，顶多就是“喝粥”这件事可以先喝一点热水来代替，如果实在都没办法出汗，再喝粥也来得及，而且一定要记得“温覆”，就是一定要盖被子，不要一面喝桂枝汤一面又让身体吹风。

我个人认为张仲景的《伤寒杂病论》是一部相当值得一读的中医经典，可是，一副单纯、安全的桂枝汤就已经这么复杂了，而且我觉得用经方是一个很容易"把自己宠坏"的学习经验。一旦开始习惯经方的处理方法以后，就像吃惯了五星级饭店的人，吃什么别的都觉得不够味道，在中药这个领域，嘴巴也会变得有点刁，习惯了桂枝汤以后，其他的感冒药都不爱吃了。

桂枝汤的服法讲完了，接下来就向各位介绍一下桂枝这味药。

第二节 【药势】桂枝

一、桂枝与肉桂

《神农本草经》：

牡桂（上品）：味辛温，无毒，生山谷，治上气欬逆、结气、喉痺、吐吸，利关节，补中益气，久服通神，轻身不老。

箘桂（上品）：味辛温，生山谷，主百病、养精神、和颜色，为诸药先聘通使，久服轻身不老、面生光华、媚好常如童子。

先解释一下"牡桂"和另一味药"箘桂"。

先说"箘"这个字，有草字头的念"菌"，写成竹字头的是"箘"，它说的是"一节竹子的竹筒"，所以不如念"筒"会比较接近它的意思。

这两味药的差别是什么呢？肉桂树是一种长得像榕树的大树，其树枝切下来就是桂枝。但如果我们要采的是今天叫作“肉桂”的这味药，就要选择树皮里面比较肥厚、有油脂堆积的地方。通常比较厚的枝干或是主干才做得出肉桂。把这棵树的树心挖掉，留下靠近树皮的那一圈是做肉桂的原料，它通常呈筒状，所以，肉桂那一整块树皮，我们叫它“筒”桂，是没有问题的。

另外，因为“箘桂”这块树皮有很浓厚的味道，所以肉桂的味道就很浓厚，我们中国人说味道比较重的东西会比较阴，走下焦，所以味道重的属“阴”。

而肉桂的树枝味道相对就淡很多，味淡的属“阳”，“阳”是“牡”，所以“牡桂”是指肉桂树的枝（桂枝）。

另外，我们现在去药店除了能买到桂枝和肉桂之外，还买得到桂心、桂皮。

桂心在古代时，有人觉得它的药性比较像肉桂，因为古人在用药的时候，如果需要药性到达四肢、手脚，就会用桂枝；如果需要药性到达心、有补心作用的时候，就会用桂心，因为中国人认为靠近心的地方，能量就会比较凝聚。

今天的桂心，其实就是去了皮的桂木，去了皮的桂木，它可能是桂枝的心，也可能是桂树干的心……如果是桂枝的心，请问它的药性是比较接近桂枝还是肉桂呢？答案是：不能确定。

今天我们如果真的要讨论桂心是什么药性，其实不太能确定的，因为到药材店买的桂心，大都是已经剁得碎碎的木头渣，原出处不可考证。

好的肉桂，我们中国人又把它叫作官桂、油桂、紫油桂。另外，在越南有一个地方叫清化，听说那里的野生肉桂树品质较好，所以“清化桂”也是好肉桂的代名词。

肉桂真正好的部分，只有树皮里面一层很薄的富油层，那一层里面有最浓的肉桂精油。因为这个油层要用肉眼观察，所以我们在做药的时候，需要拿小刀片，像削铅笔一样先把一大块木皮旁边的部分削掉，只剩下薄薄的那一层油的部分，这才是最好的肉桂。可是，这也要看这家药店有无良心。如果粗略地削，可能一块树皮中的98%会是不要的“桂皮”，剩下2%才算作肉桂，所以肉桂削到剩下的越少，就越贵。

真正的好肉桂很昂贵，药店在包装的时候都不敢装在塑料袋里，因为怕肉桂精油把塑料袋烧穿，它如果滴在皮肤上都会把人灼伤。

至于一般卡布奇诺咖啡用的肉桂，是很劣质的。而中药削肉桂剩下的渣，往往比泡咖啡用的肉桂棒还要香很多。

二、血中通阳的桂枝

牡桂上品：味辛温，无毒，生山谷，治上气欬逆、结气、喉痺、吐吸，利关节，补中益气，久服通神、轻身不老。

“治上气欬逆、结气、吐吸。”我们从桂枝的一个基本药性开始讲：

桂枝，它能够走在的营分、脉管里面，给予我们营分能量。

如果说卫气属于阳、营气属于阴的话，桂枝就是一个能补、能通阴中之阳的药，也就是能通血管、脉管里阳气的作用。所以我通常会取桂枝“通阳”的效果来谈论它的各种主治。

对于通阳的效果，如果不喝桂枝汤，仅仅是吃下桂枝这味药，会怎么样？如果仅仅是吃下这味药，好像在帮我们开凿身体一样，本来很多不通的地方，会被打通且贯穿起来，而这对身体会有什么影响？

它有一种主治称为“吐吸”。吐吸就是一个人吸气以后马上就“吐”出来，这个主观的感觉是在形容一个人觉得自己“呼吸很浅”。用所谓科学的角度来看，人吸气，不就是气吸进肺吗？怎么会感觉呼吸浅呢？这在一个人主观的感觉上是很有差别的，因为有些人呼吸就只觉得到了胸腔，有些人会觉得呼吸的时候身体被带动的部位到了小腹，甚至有些人会感觉再往下直到脚底。

这种呼吸为什么会有的人感到深，而有的人感到浅，它与什么有关呢？如果我们抛开中医学，用心理学来解释的话，就会比较容易。现代心理学认为，如果人的情绪被压抑了，会感觉身体某一块肌肉僵硬，就如人疲劳了会感觉肩膀僵硬一样。当身体把一些负面能量压抑在某一个地方的时候，那个地方的平衡会被打乱，渐渐地气血流通不畅，形成淤积，引起僵硬。也就是说，不好的能量侵扰了身体某个部分，那部分的身体会变得没有感觉，这就是呼吸的时候为什么会感到有深浅之分。能量被封住、情绪被压抑越多的人，会觉得呼吸越浅。

当一个人不良情绪累积很多、一直压抑，有的时候会压抑到那个人都不觉得自己在生气，后来变成一个没感觉的状态。

从前我们公司有一个跟我一起学中医药的同事，吃了以桂枝为主的配方颗粒，叫作桂枝加龙骨牡蛎，之汤后那个同事身上就发生了一个变化：从前他以为他不会害怕的事、他以为他不会生气的事，再问他，他觉得他会生气、会害怕了。这是因为当能量畅通了以后，这些情绪被挖掘出来了。而桂枝这个药物能达到这个效果。所以，吃桂枝系的补药，像小建中汤、桂枝龙骨牡蛎汤的时候，我们临床上往往会遇到的情况是一个人愈吃脾气愈大，从前闷闷的、没脾气的人，吃了之后，听不顺耳的事开始会反驳了。整体来讲，有这样的状况还是比较好的。

因为桂枝能通血分、贯通身体，又是一个容平气很强、专破勾芒气的药，血分之中如果能量纠结在一起，它也有能力去把纠结的能量疏导开，就如一个治疗子宫肌瘤常用的经方，名为桂枝茯苓丸，桂枝通阴中之阳，牡丹皮泻阴中之火，它们能够调节身体的阴阳。而桂枝可治“结气”，如果“结气”能够散掉，会让个人主观上觉得呼吸较之前深了。间接地，再治疗“上气欬逆”就比较有意义了。一般来讲，中医治疗咳嗽的药物里并不包含桂枝，我们通常认为咳嗽需要化痰药、降气药，是因为气往上冲才会引起咳嗽，所以用杏仁、紫苏叶等降气药来“直接”达到治疗咳嗽的目的。如果说桂枝治疗咳嗽，不如说桂枝治疗的是感冒，以张仲景的桂枝汤而言，咳嗽是感冒的副症、客症，不是主症。

但从另外一个角度来看，药物里一旦有了桂枝，全身的能量就能整合成一个整体，那时人真的会觉得他的气可以降下去了，于是，桂枝就有“间接”治疗咳嗽的作用。桂枝能让人有能量往下贯通的感觉，仲景肾气丸也用到了桂枝的这一层药性。

“喉痹。”在《伤寒论》中专指扁桃腺部位的发炎或溃烂。扁桃腺部位溃烂，虽然在温病学看来，会觉得是“发炎”，但是我们从伤寒的角度来看，因感冒而扁桃腺痛的人，很多是因为“少阴病”。张仲景的《少阴篇》里讲到一些半夏和桂枝同用的方子，是用桂枝把淤塞的组织冲开，让新血能够进去代谢掉旧血，如此，淤结才能散开，依此就是反而要用热药去治疗扁桃腺发炎。张仲景的确是用桂枝治喉痹的，这在临床上也是有效的。

“利关节。”我们之前讲到，桂枝能够祛除风气，张仲景治风湿的方子里用桂枝的机率就很大了，治痛风的方子也是一样的道理。有了桂枝，它到达四肢血脉以后，就能顺便驱风，不论经方、时方都这样用桂枝，所以“利关节”的效果是有的。

补中益气、久服通神、轻身不老。我想在适当的范围内使用，它的确对身体还不错，至于怎么做到的，后面讲补药的时候，我们就会知道桂枝在补药的方子里扮演什么样的角色。

三、引火归元的肉桂

箘桂，就是我们今天讲的肉桂。

箘桂上品：味辛温，生山谷，主百病，养精神，和颜色，为诸药先聘通使，久服轻身不老，面生光华，媚好常如童子。

这些主治，其中有特别强调吃了肉桂可以让人延缓衰老、看起来比较年轻。

我们在讲到桂枝和肉桂的作用点的时候，都会说是因为桂“枝”的味道比较淡，味道比较淡的东西会入上焦、入阳，所以能补胸部、上焦区块的阳气。

而心阳跟下焦肾阳的差别到底在哪里呢？我们说“心肾相交”，我们认为心里面的阴，是肾分给它的；肾里面的阳，是心分给它的，好像交换留学生一样的状态。肾里面的阳，其实就是心阳。

肉桂跟桂枝比，味道浓很多倍，当一个药物的味道很浓的时候，它就会入下焦，可是它的能量其实是和心阳是同类的，所以当它的重量太重、不能抓住上焦的心的时候，它会怎么样？它会去归附“下焦的心”。下焦的心就是肾里面的命门火，所以肉桂是一个具有高度指向性、专补命门火的药。当然，我们也可以说“桂”这个东西哪一部分都能补充“阴中之阳”，所以实际上用“桂字辈”的药的时候，不论是用桂枝、肉桂，都能补肝阳、肾阳、脾阳……只要属于阴的脏，它都能补得进去，并不是说它只是补不到上焦的心阳。基本上，药的味道浓到一定程度的时候，它就比较会钻到下焦。在经方里面，其实张仲景的药方是不用肉桂的，里面用“桂”就用“桂枝”而已，他用的药很少是昂贵的药，都是便宜的。他如果要想用桂枝发挥肉桂的药性，会怎么办呢？加量。

我们今天在药店买的桂枝“尖”，味道太淡了。但如果是张仲景书中说的“去皮”的桂枝，那至少也要手指粗，才去得了皮；而手指粗的桂枝，味道就很浓了，今天药房的廉价肉桂常常就是这一种树枝做的。所以说，张仲景书中写的“桂枝”，药性很可能是接近于今日的廉价肉桂，而不是今日的桂枝尖。以便宜肉桂的味道浓度而言，的确就是淡一点药性似桂枝尖、浓一点药性似肉桂，可上可下，调整用量就好。

肉桂在中医的用法里，如果跟附子相比，就会看到一个很有趣的现象。

当年香港有一个叫谭述渠的医生，他用附子常常就是现代剂量的八两，很大剂量。但是，他即使附子一出手就是八两，用肉桂的时候也往往不会超过两钱。这是为什么呢？因为附子的药性进入身体以后，并不会一定执着要留在肾，它会全身走，所以附子的药性没有很强烈的指向性。可是肉桂不一样，肉桂会很强烈地锁定命门，往命门去；所以肉桂如果一次用太多的话，肾会烧坏、会上火。有时候附子用多不见得有问题，但肉桂是一定不能用多的。在指向性上，肉桂跟附子还是有不一样的地方。虽然它们同样都是补肾阳，但用法上还是不一样。

那么，为什么用了肉桂之后，人会变年轻呢？过去的记载中，也曾经有过活得很长寿的人。比如说有一个家族，他们自称是彭祖的后代，他们家有一个彭祖的家谱，上面记载了当年他们的祖先就是吃灵芝和肉桂——“食桂与芝”，所以能够活那么久。

我们人体的老化，从西医来说一个人的脏器老化时，最先老化的一定是“长期处在微微发炎状态”的脏器。可是我们的内脏处在微微发炎的状态，这几乎是没有办法医治的，因为一方面自己没有感觉；另一方面，你一下火，人又虚了，更惨。

可是在中医的立场，有一样东西可以让五脏的火都不烧起来，就是从命门蒸上去的水气，过了头顶再浇灌下来。这个上到头顶再下来的水，可以扑灭五脏的火。我们吃补命门火的药的时候有一个特征，就是吃了之后很快就会觉得口水变多。绝不是吃了热药就必定变得口干舌燥，那是用得不好；用得好的话，不论是四逆汤、真武汤……吃了都会觉得口水变多了，这才表示真的补到了位。长期而稳定地补命门之火，让这个水气可以一直上头顶……修道的人也都说，人最好是能有很多的口水，这样身体比较好。当这个特征出现的时候，就意味着五脏之火可以被浇熄，脏器就能用得比较久，所以把命门保养得越好，人就可以越长寿，肉桂的效用就在这里。

至于怎么灵活运用肉桂，后代傅青主派的医学就发展出一个方法。当一个人下焦的命门火因为阳虚而脱到上面来的时候，这是“肾火外脱”的现象，主要的症状是脸部很容易发炎，或是口干舌燥、高血压，但同时膝盖却是冰的。这就表示这个人的能量都“脱”到上面来了。我们都知道，人的能量是愈往下降愈好。那么，他们的主要用药结构就是用重剂量的地黄，加肉桂，再加把药往下拉的，比如说牛膝等。用这个结构的药法，他们称之为“引火归源（元）”，把这些火收回命门，让它不要乱浮。

中医认为“同气相求”，当肉桂这个很热的药被拉下去的时候，它就会把身体上面这些浮火一起吸引下来，带到命门去。然后因为用了很多的地黄把肾水补足，火被拉到肾，肾水把它固定住以后，就不会再浮上来了。这是后世医派所发明的一种处理虚火的方法，叫“引火归源”或者“导龙入海”。

从这样一种用肉桂的方法，我想我们就能够明白为什么《神农本草经》说肉桂“为诸药先聘通使”。有一些药，若要让它补得比较里面，比如肾脏是人体最深的脏，肉桂既然能够到直达命门，它就能为其他的药引路，把它们的药性带进来，同样是通阳的药性，桂枝跟肉桂在程度上有不一样的地方。

还有，肉桂这味药，放久了它的味道会挥发掉。如果好的肉桂摊在那里半年一年，药性都挥发掉了。同样，如果我们买的是很好的肉桂入煎剂，煮半个钟头一个钟头，其实很多药性都蒸发、损失掉了。

用肉桂的时候要怎么用呢?

我们买肉桂的时候，可以请药店把它磨成粉，然后放在非常密封的罐子里（因为打成粉更容易挥发，所以罐子更要密封）。比方说这个药方要加两钱肉桂，我们就先把药汤煮好，再搲两钱肉桂粉丢下去搅一搅喝掉，这样才比较能保全肉桂的药性，药性才足。

如果不打粉的话，我有时候也会用另一种方法：药煮好了之后，把肉桂放到保温壶，再把滚烫的药汤倒进去，盖好盖子，放一个晚上再喝，这样子闷烧，也可以让它的味道不跑掉。

也有人把肉桂放在一小碗水里，另外用电锅炖，喝药的时候再兑入药汤。闷着蒸，损失也少些。

又或者请药店把它打粉，然后做成“米糊”丸，我们一般药丸是做蜜丸，但是蜜丸不太有能力封住肉桂的气味，用米做丸的话，它可以把肉桂的味道封住。家里可以收藏一罐肉桂的米糊丸，如果将来有汤剂需要用肉桂，就先把汤煎好，然后用药汤来吞肉桂丸。

肉桂做成的米糊丸也是治疗“瓜果伤”的特效药。比如吃了太多西瓜，觉得消化道不太对劲，肉桂做的米糊丸就可以用。但因为比较贵，平常我大都用理中汤。

我们买肉桂的时候，固然是选“味道越浓”的越好，但，肉桂是甜味浓的才高级；如果是不够香甜、不够油润，却只是辣味很重，那还是次级品，吃了容易上火。

第三节 【药势】芍药

一、解仓、余容

接下来我们讲“芍药”这味药。

我们之前已经讲了一个概要，我们说：芍药可以让构成内脏的平滑肌松弛，平滑肌松弛之后，腹部的绞痛就能够缓解；松弛的同时，主要的大静脉也会扩张，于是就可以把血液往身体的中心拉，这是芍药可以比较明显观察到的药性。

《神农本草经》：

芍药中品：味苦平，生川谷，主邪气腹痛，除血痹，破坚积寒热疝瘕，止痛，利小便，益气。

“主邪气腹痛。”《神农本草经》讲的邪气是什么邪气？临床上常用芍药来治疗感冒时的肚子痛，我们姑且就当这种邪气是外感风邪、吃坏之类的好了。肚子绞痛的时候，包括月经痛，芍药是很好用的。实际上我们用的时候，有时加一些当归等。因为芍药单独用起来总是比较寒，所以会加一点暖药去帮它。

芍药说到底是一味比较寒的药，所以如果是一个体质寒或是血寒的人，有的时候用芍药，还是会被寒到，会腹泻。

关于芍药的副作用，古人说“产后的妇人”不适合用芍药，当然，张仲景的药方里面，产后的妇人用来调理的方，芍药用得非常多，但那个是复方；产后不适合的这个说法，可能是指单方。那么，单用芍药有什么不好？因为产后子宫要赶快收缩回原来的形状，用了芍药，它可能就一直松弛在那里，这样的话会很麻烦。如果想消除芍药的这种“只松不紧”的副作用，经方是用“枳实”。

可是，这个话传到后来，也出现了一些问题：芍药不适合用于产妇，是因为它有“松开”这样的药性，但后来有些人就以为这是因为“芍药太寒”，于是就把芍药当成一个标杆，认为连芍药这种一点点寒的药都不能用，比芍药寒的药，当然更不能用！于是产妇即使是得实热高烧的病，大家还是不敢用寒凉的药。我想，这个需要澄清一下。产妇不适合用芍药，是另外一个角度的问题，不一定是药性寒热的关系。

“除血痹，血液运行不畅。”芍药既然可以把静脉血管里的血拉回来，它就可以对一些流动不畅的血做疏导，对不对？但这个血痹，并不等于“结块的”瘀血，也就是说，真正结块的瘀血，芍药不一定有作用。在《伤寒论》里面，我们会看到更强的破瘀血药，比方说水蛭、虻虫——虻虫就是吸牛血的、看起来像大苍蝇的那种昆虫。

“破坚积寒热疝瘕。”腹部区块的不通畅，它大概也有办法处理。关于“疝”的这个部分，之前也讲到一些了。要说芍药如何治疝，主要用它来治疝气的方子其实并不多；当然，古时的“疝”是非常广义的，下腹部有什么纠结不通的都可以算“疝”。

但是因为芍药是一个比较能养肝血的药，如果我们晚上睡觉的时候，希望血液能够回到肝脏里面好好休息，用芍药，可以让血液都回到肝里面去。

古时候中医有一种说法，是说一般花在春天都开得很早，但是芍药是在五月才开花，它是最后才开花的春天的花，外号是“春花之殿”。所以它是能接收所有春天的气的一味药材，它能把肝脏残余下来、剩下来的东西都收拾好，能把血液都叫回肝脏去休息，所以有“收拾肝气”的说法。因此，芍药养肝血的效果的确是可以的。

人的疝病，多多少少都跟足厥阴肝经有关系，因为肝经经过人的性器官旁边，如果能把肝养得比较好的话，“间接”还是有帮助。

至于这个“瘕”，我们说身体里面哪个地方有肉结块，有一个字叫“癥”，一个字叫“瘕”。确定有一块实质在那里不会动的，叫作“癥”；“瘕”就好像有时候有，有时候没有。

其实，现在真的有很多妇女的子宫肿瘤，去做检查的时候，是“这星期有，下星期没有”的，还有些人的是“生气就有，气消了就没有”。

这种暂时性的肿块“瘕”，其实不一定是像“癥”一样多长出一坨肉块那么严重，而是血液循环不良造成的肿块。对这种“瘕”类的东西，芍药还是比较有疗效的。

至于要用什么芍药，现在芍药有分赤芍和白芍，赤芍和白芍到底哪一个比较补，哪一个比较泻呢？这个历代有争论，持续到现在还没有结论，但是至少一般在用的时候是这样：如果要养肝血、养血滋阴，我们会用白芍；如果是要把瘀血疏通、破瘀血，我们比较会用赤芍，这是现在用药的习惯。不过，如果这个瘀血是要从四肢往中心轴拉的，还是白芍比较有这个方向性，赤芍的通瘀比较没有这种“向心”的作用。临床上知道这样就可以了，之后如果我们遇到其他方子，再利用其他方子来具体说明。

这个课，我也和助教讨论过：是不是我们每讲一味本草的时候，就把历代使用这味本草的用法全部整理给各位呢？

助教倒是认为这样不太好学，他们认为讲到一个方的时候，只要讲这味药在这个方里的作用就好；讲别的方的时候，再讲它别的用法，这样比较好学，日子久了大家都会记得。一次全都丢出来的话，大家反而记不住。我认为这是有道理的，所以我们会把主要的部分先讲清楚，其他层面的药性，等到遇到了再讲。

从方剂去认识本草，我觉得学习效率是比较好的。前阵子好像有位中医老师讲《神农本草经》，他就从第一味开始哇啦哇啦地讲到最后一条，还补充了一堆药，听说上过那个课的学生，忘记的几率是非常高的，因为完全没有实际使用的例子，学生也没有用这么多味药的经验。所以，有了前辈的例子，我想我们会先讲和这个方剂比较相关的药性。

“止痛。”这是当然会有的，我们说“不通则痛”，芍药能够通血，自然能够止痛；它能让消化道整个放松，的确是可以止各种绞痛的。

“利小便。”这是一层比较不好理解的药性，因为有直接能利尿、直接加强肾脏气化功能的药，用起来效果都比芍药明显。比如，喝茶、喝柠檬汁就利尿了。

但是，当我们在看仲景方的时候，例如甘遂半夏汤，这个方是用来治疗一些痰水互结在上焦的，用其他药都没办法把痰水拉下来的时候，就要加芍药，它就可以把这些痰水拉下来代谢掉。或者是，后面我们会讲到桂枝去桂加茯苓白术汤，也可以明显地看到，一个人的肠胃道没有能力把水拉到下面去，就要靠芍药帮助其他的药“把水抽下来”，才能转到膀胱。从这些地方，可以看到芍药“利小便”的药性。真武汤也用到了芍药这一个层面的药性。不过好像也只有经方这样用芍药，到时方时代，就几乎没有再用这个法了。

“益气。”芍药是一个比较滋阴的药物，配合一些补药一起用的话是很好的，如果我们用黄芪或白术这类补脾胃、补气药的时候，有时候我们的身体容受度不是那么高，但是如果加了芍药，这些药效就能较好地被身体吸纳进来。

芍药的别名有“解仓”“甘积”“余容”等，一看就知道是让人“肚量变大”的药。

也因此，芍药本身亦是养肝血、柔肝解怒的主药。爱生气的人，就要在逍遥散里头加重五钱到一两的芍药来柔肝，肝血养起来了，人也就变得不是那么爱生气了。

在桂枝汤里，是桂枝跟芍药相对，我们会觉得桂枝出去、芍药回来，搭成一个圈圈。可是，桂枝汤是古时候《辅行诀》说的小阳旦汤，《辅行诀》里另外还有一个汤叫作小阴旦汤。小阴旦汤就是将桂枝汤里的桂枝拿掉，换成另一味药黄芩。黄芩是一味比较寒凉的药，一般我们用来清上焦火。黄芩汤是治急性肠胃发炎、肚子绞痛的药。用桂枝汤的时候，我们不会很明显地感觉到芍药的力量，是因为桂枝汤里面桂枝的力量也很大。可是一旦用到小阴旦汤（《伤寒论》里的黄芩汤加生姜），如果我们一边给病人喝药一边把脉，会把得到黄芩的药性被芍药很快地拉到腹部这个区块去，发炎的现象马上平掉，鼓出来的脉在几分钟之内就缩下去了。

从这里可以看到芍药的拉力有多强。芍药的拉力这么强，换而言之，也就是我们之前提到的“为一个方剂定出它的作用范围”这件事。三两芍药对三两桂枝，刚好可以让这个药的作用范围到达人的体表。如果是芍药对黄芩，黄芩本身没有强烈的方向性，整副药就全往里头拉了。

其实，按这个方式的定位，如果是芍药与黄芪同用，也会有一样的效果。如果要把黄芪补到一个人的体表，加了芍药，就可以把黄芪约束在体表不乱走，好像打气一样，会觉得身体很挺。补气的黄芪与芍药同用，会有这样的感觉。

不要以为人的肉身这么大，人的灵魂就只有这么大。其实人的“灵魂磁场”是比人的肉身要大的。用中药，有时候药力会超过人体肉身表皮的界限，因为中药往往是走能量的路线。

而芍药如果用得越多，整个方剂的作用范围就会越被收进去；用得越少，药性就越能往外开，这是芍药的效果。

二、隐敛的药性

中医的民间小故事中，就有所谓“华佗跟芍药”这么个讲到烂的故事：

华佗能认识各种药的药性，可是从来都不用芍药，有一天半夜华佗听到房间外面有女鬼在哭，女鬼说她是芍药花的精灵，觉得华佗都不用芍药，让她觉得很冤……

华佗把这事告诉他夫人以后，他夫人就说，天生万物一定都有用，华佗可能误会了这个花。等到有一天华佗不在家，华夫人刚好来月经，肚子绞痛，她就去把芍药的根刨出来煮水喝了，经痛就好了。于是华佗深悔他过去错怪了这味药……

当然，这个故事肯定是瞎掰的，因为早在华佗之前，古人就已经很会用芍药了。

不过，这个故事倒有个象征意义：

我们开始用药之后，对一味药的药性，往往会有一种类似超能力的感应。就好比我有个同学有一次热伤风，他得的是葛根汤证，我叫他去买葛根汤，他就说，他觉得很奇怪：葛根汤那罐药，塑料罐握在手上，病就开始好了。

真的会有这种情形。因为中药的能量，有很大一部分不一定真的要实质的药进来发生什么化学反应。有一些药是塞在肚脐上稍微灸一下，体内就会有它的药效。我甚至还见过吃头痛药三秒钟头痛就好的，都不必经过消化，药性直接就共振在能量的身体、经络上。

照理说，身为一个神医，应该是接触到这味草药，就可以知道它有某种能量才对。可是“芍药”就一直让华佗感觉不出任何能量。所以就知道芍药这味药的能量是多么的“收敛”。我记得第一次讲中医的时候，来听课的是我日文班的学生，他们大都是漫画迷，所以他们有的时候会用漫画的象征物来看待一味药。那时候有个卡通片叫作《猎人·猎人》，里面有一种气功，其中有一个招式叫作“绝”，就是把所有能量都封在身体里面，这样别人就不会发现自己。我那时候的学生，听到我讲芍药的药性，就说：“这是‘绝’！这是‘绝’！”指的就是这种把全身的气息都隐藏起来的招式。

因为芍药能够收敛我们的能量、收敛我们的血，所以我们总是会“觉得”它的味道应该是“酸”的，因为酸会收敛。可是芍药的味道真的不酸，《神农本草经》讲“味苦平”，它不是酸的，只是闻起来臭臭的。如果把一片芍药放在嘴里含着，会觉得它有一种味道，还蛮难吃的，我说不出来那是什么味道，一种很暧昧的味道，但不是酸。

它跟真正的酸味又不一样。真正的酸味，像乌梅等，张仲景治厥阴病用乌梅丸，厥阴病是一个阴阳离脱的病，用乌梅这个很酸很酸的药，就可以把阴跟阳再绞在一起，真正的酸药是能把阴跟阳黏在一起的。或是有一种药物它只有酸味而没有别的味道，就是山茱萸，山茱萸一次用五两煮水可以救一个人虚脱。一个人因为太虚而灵魂要离开身体了，赶快用这个酸药把灵魂跟身体黏在一起，因为酸味是可以把阴跟阳、灵魂跟肉体黏在一起的，真正的酸味药会有这种作用。芍药是最大范围的收敛，反而吃不出什么酸，这就是芍药的药性，我们大概讲一下。

我们这个阶段讲的，一定不是最高深的药性；有些药性在现阶段讲得多了，对于学习也没有太大的帮助。如果没有有意义实例帮忙记忆的话，各位可能会很容易就忘掉。比如说生姜在一个方剂里用一斤的意义在哪里，用八两的意义在哪里，或者是用六两、三两甚至是只用二两的意义在哪里？这些恐怕都要等以后我们方剂的部分学得多了，再从不同的方剂治疗不同病症的角度，来一一观察这些药性。现在介绍的药性，大概都只是给各位一个比较概略的轮廓，知道它们的使用范围而已。

〔摘自二〇〇七年《伤寒杂病论慢慢教》课程第一段第五堂〕

第四节 【药势】姜

一、御湿、温中和止血

《神农本草经》：

干姜（中品）：味辛温，生川谷，治胸满、欬逆、上气、温中、止血；出汗、逐风湿痹、肠澼下利。生者尤良，久服去臭气，通神明。

以上说的是干姜这味药治的那些症状，讲了一堆以后，最后说“生者尤良”。

历代《神农本草经》的研究者都在问：“到底从第一句开始到哪里讲的是干姜？哪个治症开始是生姜治得比较好？”

我在“止血”跟“出汗”之间打了一个分号，基本上，历代的注家多半倾向：“无论如何，‘出汗’这件事，是吃生姜时比较会发生，而吃干姜时不太会发生；而‘止血’这件事情，肯定是吃干姜会，吃生姜不会。”所以他们就把这里作为分水岭。可是，后面的“肠澼下利”是肠胃道积了太多冷水，以至于会拉肚子，这句话是最接近“生者尤良”的，对不对？可是，干姜在这部分效果也不错；只是干姜以祛寒为主，祛水是生姜的事。

但是，至少“温中、止血”这些事，的确是干姜的事情，不是生姜的事情。

姜这味药，语感上也就带着“畺（强）”这个字的味道。我们又说姜是“御湿之菜”，当身体里有多余的水气的时候，生姜可以把这些水气逼散。从前我妈妈的一个朋友，一位阿姨，她身体很寒，她说如果吃炒的白菜，就会全身发冷；可是如果炒的时候多放点姜，就不会冷了，她可以感受到这件事情，感受到姜的威力。

这个御湿之菜，把湿气逼开，这是生姜具有的功效。

生姜晒干或烘干之后切成片状就变成干姜，看起来白白的，跟生姜很不一样，干姜切面看起来很漂亮，像粉刷过的墙壁一样。生姜晒成干姜，会变小，所以同重量的干姜煮出来的汤剂，会比生姜还要辣，因为它浓度提高了。

它们最主要的差别是什么呢？

我们在使用这个药的时候，会说生姜是“走而不守”，干姜是“守而不走”。

也就是说，生姜的药性会从脾胃这个地方往外面跑，把一些湿气、寒气逼开，但它不很“热”，它只是“散”；可是，干姜就不会有这么大的冲力，它会待在脾胃里，让消化轴暖起来，干姜是提供一个温度，是补脾阳的代表药。中国人说药材是生的偏泻、熟的偏补，当然不是每种药都如此（人参、肉桂、红枣就没有生熟的问题），但以姜、甘草、附子而言，的确是这样。

所以有一句话说“附子无姜不热”。也就是说，附子这味药，虽然能够在身体里面行走得非常快，但如果要它提供热量的话，就必须要放干姜，让干姜提供热量给附子带着走；如果不放干姜的话，只放附子，不一定会有热的感觉。有一些助教在吃真武汤，他们都知道真武汤因为是生姜和附子搭配的一副药，真武汤吃了不会有热的感觉；可是有干姜的附子理中汤，吃了就会有热的感觉。

生姜跟干姜这两种药，在《神农本草经》的时代大概就是这种分法，可是到了今天，我们在药店买“姜”的时候，又多了一种药物可以选择，叫作“炮姜”。炮姜这味药，我觉得是比较麻烦的。因为，在张仲景的《伤寒杂病论》里面，也有几处用干姜的地方张仲景说要“炮”，可是，历代用经方的人就会有一种感觉：“张仲景说的炮干姜，跟我们今天药店卖的炮姜，用起来颇有差别。”怎么讲呢？张仲景时代的炮干姜，是把干姜再拿去烘烤一下。干姜经过烘烤，它的辣味会再分解一些，所以烘烤过的干姜，就变得没有那么辣，性子也就没那么热。

可是，现在药店卖的炮姜，那真的是已经把姜烤到松松、黑黑的，嚼起来完全没有辣味，像一团棉花一样，姜的味道都已经没有了。今天的炮姜跟张仲景的炮姜，已经是完全不一样的东西了。所以，以后各位看到张仲景的方里要用炮姜的话，最好买一点干姜，自己回家用锅炒焦一点，而不要直接用药店买的炮姜，因为药性差了很多。

主要的差别是什么？张仲景用炮姜，主要有两个方子，一个叫作甘草干姜汤，甘草跟干姜两味药，这是在干吗的？这主要是治疗一个人的肺部很冷。中医要处理到肺的话，会觉得不要把这些热药或寒药直接开到肺，因为肺是一个很娇嫩的脏，直接处理它，肺会受不了，所以就把甘草跟干姜这样的暖药放在脾胃，脾胃暖了以后，热气就会上去，然后肺渐渐地就会暖回来了。因为它要作用到肺，所以不需要它太热，稍微炮一下，让它的热性降低。

另一个方子叫作干姜附子汤（桂林本的），也是只有干姜跟附子两味药。一个人最表面的一层卫气不够的时候，干姜附子汤能马上把附子和干姜的气打到人体的最表面。补充卫气需要把阳气赶出来，可是也不是要让身体发热，所以只要取干姜一部分的热力，而不要它全部的热性，那个时候要把它炮黑，减低它的热性，这只是一个稍稍降低它热性的方法。

可是，现在的炮姜，已经炮到几乎没有热性了，苦苦的。现在我们用这种炮姜来止血。内科药用来止血的时候，会放一些炮姜，可这并不是"经方"里用干姜止血的那个道理。

后世方用炮姜止血是因为有一句话说"红见黑则止"，血这个东西遇到烧焦的东西就会很容易止，所以烧焦的头发也可以，烧焦的柏叶也可以，烧焦的艾草也可以，烧焦的姜也可以……重要的是"烧焦的"。可能是因为张仲景时代在一些止血的方子里用过干姜，所以后来也就习惯性地用烧焦的姜。

但这个跟《神农本草经》里面讲的"干姜止血"是不一样的含义。因为烧黑的东西止血，只是"止血"的单一功能，可是，《神农本草经》里干姜"温中止血"的这个药性，是有另外一层含义的。

干姜所止的血，是属于寒性的出血，有一种吐血比较容易在冬天发作，现代人吐血的已经不多了，所以大家可能比较难遇到，但我就听说过一些体质比较寒的人，就是冬天吐血。张仲景的《金匮要略》，杂病的部分里面有一些吐血是归在热证，因为阴虚、人太燥热，所以流鼻血，要用一些清热凉血的药，这很容易理解。

但是另外有一种吐血，却是因为太寒，比如说肠胃道旁边有一条血管，这条血管的血流出来，就会造成吐血。现代研究发现，这个血之所以不会止，是因为这个人的体质太寒了，前面的血都有点塞住了，所以血没有办法回到它该回的地方，就只好一直横溢出来，这是体质寒的人冬天吐血不止的一种状况。要治这个病，就要用理中汤或是附子理中汤，要用含有足够的干姜的药方来治，让整个脾胃都暖起来，那块塞住的血栓会被推散掉，这样本来被挤得流出来的血就有路可以回去了，这样血管才能够愈合，不然不会止。干姜止血，的的确确是在利用它所提供的温度把血栓化掉，这是干姜的一种止血方式，临床上是会用到的，这是还很重要的一点。炮姜就不是这个作用。

另外，像清朝末年的火神郑钦安，他在当归补血汤里面会放炮姜，那个根本就不是用姜的热性，而是因为炮姜苦苦、黑黑的，当归补血汤这个甜的药，如果里面再放一些苦的药，就会变成“甘苦化阴”，能让这个药滋阴的效果更明显一点。等于是用苦味药来帮忙滋阴，这是用味道来说的，那个就是后世的炮姜。

“治胸满，欬逆，上气，温中，止血。”张仲景时代的干姜，基本上是这五个功用，如果各位《伤寒论》慢慢读下去的话，一定会看到。

我们现在治感冒咳嗽的药里放干姜的方子，比如说止嗽散，就不一定会放干姜。偏于较时方派的路数，会“润肺、化痰、降气……”这样去开。

可是在张仲景的咳嗽药里面，像小青龙汤，或是真武汤、小柴胡汤的咳嗽加减法等都会放干姜，这是为什么？这是因为一个人在咳嗽的时候，他的肺里面往往有太多的湿气，当一个人的肺处于又湿又冷的状态的时候，我们必须在脾胃这个地方填补足够的干姜，提供足够的热量，这样才能让肺把自己烘干。所以，张仲景在治咳嗽的时候，是一定会用干姜的，把肺烤干了，就不咳了，可以让这个上冲的气平息下来。

温中的话，干姜最主要的功用就是让人的中焦、脾胃暖起来，所以“温中”是确确实实有的。止血的道理刚刚我们已经解释过了。

二、生姜的药性

“出汗。”要让人出汗，干姜其实也可以，吃到这个人发热，人一样会出汗。

可是一般我们需要人出汗的时候，多半是感冒的时候。像桂枝汤其实也有简便版，就是在家里面弄点红糖，切几片老姜，放一段葱，煮一煮喝下去，这样也会出一身汗，感冒也会好，这时桂枝汤的疗效比较完整、确实。用红糖、老姜、葱这样煮，效果也有七八成，很好用，所以，用生姜的确是可以让人出汗的。

“逐风湿痹。”当一个人的经络里风气不通畅的时候，从前在中医基础班我讲过，姜这个辛味的东西，其实就带有所谓的“容平之气”的意义。我们说“辛散”，辛这个东西的确是风气的克星，它可以把纠结在一起的能量掰开。所以在用药的时候，我们觉得桂桂枝驱风特别有效，但生姜有没有效？也有。张仲景在治痛风、风湿的方子中，有桂枝也有生姜，这是的确会有效果的。

“肠澼下利，生者尤良，久服去臭气。”肠胃道里面太过于湿寒，“澼”就是有一团冷水积在那里，肚子里一兜冷水，然后下利不止。这样一种湿寒性质的拉肚子，它就说“生者尤良”。其实要治寒性的拉肚子，干姜效果也是不错的，像理中汤治疗太阴病的水泻不止。

可是，要讲标准的“肠澼”，那是《少阴篇》里的真武汤证，真武汤就是放生姜，能够把身体中的“水毒”给排除掉。我们《伤寒论》里的真武汤是最具代表性的治疗“水毒”的方。

“水毒”就好像是身体里面有很多没有代谢掉的水，这些水是没有生命力的死水、臭水，它们在身体里面累积着，就会有很多的病，肠澼也是“水毒”。所以即使是身体里的一滴水，也要有生命的能量在里面，身体才能用它，这种能够用的水，我们称为津液；里面没有能量的、死掉的水，就变成“水毒”了，你要叫它尿毒也可以。

生姜在用到一斤、八两、六两这么重的时候，从“水毒”的角度观察，是有意义的。人之所以会出现病状，其实是因为身体里面有太多代谢不掉的死水，把这些水排掉，要靠生姜。至于什么方用多重，等我们遇到了再给各位分析。

有些方，我们还要分析它为什么不放生姜。比如说治疗痰饮的苓桂术甘汤，就没有放生姜。总地来讲，生姜去“水毒”的效果是有的。

而生姜去“水毒”的效果，间接地接到后面那句“久服去臭气”。如果用经方来看，最明显能感觉到生姜这个层面药性的方子叫作防己黄芪汤，方名里甚至没有生姜。防己黄芪汤中有一个部分是借着生姜跟黄芪形成一种组合，怎么样的组合？我们在桂枝汤里面会说，桂枝有了生姜这个能量介入之后，就能把它的药性横开到血管外面、从营分推到卫分。可是，如果我们看宋本的《伤寒论》和《金匮要略》，不看我们用的桂林本，看宋本《伤寒论》就会发现里面治感冒的方子，没有一个用到黄芪这味药，这是一个很特殊的事情。为什么治感冒的方子里面不能用黄芪？或者说，为什么张仲景治感冒一定不用黄芪？其实在比较古典的本草研究里是这样的：现在都说黄芪可以补到皮肤表面来，那只是一个面的说法而已。黄芪在补到皮肤表面来之前，它走的路径，是我们中医所说的“三焦”，三焦在人的腠理之间、营卫之间，加了黄芪，就会把桂枝汤里“姜要把桂枝从营分带到卫分”的这个功能给封住了，让它出不去。但是，黄芪把“姜从营开到卫”挡住的这件事，用在别的地方就是有用的。比如说防己黄芪汤这个方子，日本人会在一个人又白、又肥、又灰、又发出腐臭的时候使用，就非常有用，也就是用在所谓的恶性狐臭上。恶性狐臭就是一个人的体味已经超过了一般正常人的汗酸味，而开始有一种“腐臭”味。从“看起来灰灰白白”“肿肿胖胖”“体味闻起来有腐臭味”这几个点，他们可以观察到这是水毒，这种皮下的水毒会造成这种腐臭，所以用生姜和黄芪这个组合。人的身体是哪里愈虚、愈没有气，那个地方就愈会腐烂臭掉，所以黄芪这种补气药是必要的，而生姜这种排除水毒的药，也是要的。

另外类似桂枝汤加黄芪的桂枝黄芪汤，是治什么？治感冒吗？完全不是，是治“黄汗”。有些人的汗衫会染成一块黄颜色的污渍，这是毛孔底下的水毒，用到生姜跟黄芪这种组合的时候，可以把皮肤底下的水毒去除掉。

这样用生姜，它的确有去除人的腐臭之气的效果，临床上是确实可用的。

“通神明。”如果要说久服能通神明的话，这我就真不敢说了。古时候的人说孕妇吃姜的话会让小孩子多一根手指，因为姜生长的特性，会让人的气分岔。实际上会不会这样？不一定。

古时候也有一些医家，他们教人养生的时候，会说秋天到了就不要吃太多姜，因为秋冬是人的元气要收敛的时候，吃太多姜会让人散气。

相对来讲，姜吃得多，就会让人散掉元气，即使是刚刚说到要去水毒，也要与黄芪同用，有些古方就是拿姜汁炒黄芪，然后吃黄芪粉，这也是不要它太散才这么做的。

我从前在学校的时候，有过这样一件事：有一个学姐，她每个月都会莫名其妙地发烧一次，不是感冒，但莫名地发烧。现在学了中医再回头看，就会觉得那是气虚发热，是补中益气汤证。一个人气虚得很厉害的时候，是会这样发烧的。可是那个学姐为什么每个月都会气虚发热呢？后来这个学姐想找我们老师帮她医。在老师还没开始给她看病之前，一次学姐家包了饺子送到老师家里来，老师的家人吃了以后，就说：“你们家的饺子里放了好多姜！”学姐家确实酷爱吃姜，连包饺子都放好多姜在里面。老师就告诉学姐，以后烧菜不要放那么多姜。过了一阵，老师再问她要看什么病，这个学姐就说她最近已经不发烧了。

吃姜会散气，大概就是这样一种情况。

至于“通神明”这件事，我想我们就先搁着吧，至少我到现在还不知道怎么用它来“通神明”。但麻叶吃多了确实能够“见鬼神”，因为我见过抽大麻的人。

至于有些我们现在还没讲到的方子，比如说治“尿毒”这种病，老姜的汁一杯，加上老姜煮的姜汤，喝50～100ml这种很浓的姜汁，喝到这个人辣得不得了，全身出一场大汗，汗全是尿的味道，医院里面那种尿毒症的患者，三天就出院了，这样的临床故事也是有的。

去水毒的这种效果，真的要它猛，是有这种方法的：真武汤的加减法中，就有“生姜加量代替附子”的例子。只是这个方法不要随便用，因为有些肾脏衰竭的人，必须要大黄跟附子同用，才是比较适当的治法，并不是什么都靠生姜。这种比较危险的病，我们以后会再讲详细点，现在先知道一下有这些东西存在就可以了。

第五节　【药势】大枣

一、化刚为柔的药性

我们之前说《伤寒论》常常用姜让药性能从营分走到

卫分；相反地，枣子这个药就能让药性留在营分，不要去到卫分。

枣子为什么会这么厉害?

我们会说，有些植物具有某种“转化能量”的力量。怎么讲呢?

“枣”这个树本身就是有刺的树，“朿”这个字就是“带刺的树”，矮的横着写，就是“棘”；高的直着写，就是“枣”。

有些植物，它本身带有一种“锋锐之气”，代表性的植物就是皂角树了。皂角树的那个刺好尖的，在药店里面看到皂角刺，都会觉得这个植物长出来的刺，比我们缝衣服用的针还要直，还要尖！如果怕皂角树皂荚结得不够好，就要在这个树上钻一个洞，把铁粉埋进去，这样，这棵树的皂荚就会结得非常好。这代表什么？这代表这种树很喜欢金属的锋锐之气。本草学家就会说，皂角这味药，如果拿铁锅去烧煮它，或铁砧子去捶它，铁铡刀斩它，很快这个铁锅或铁砧就会报废。因为我们说铁这个东西里，有一种“令铁之所以是铁”的灵魂，叫作“铁精”，“铁精”遇到皂角，皂角会把它吸掉，所以这铁就会变成烂铁——有如此的经验之谈。

枣树跟皂角树都有这种类似的感觉，带有锋锐之气。只是枣树的刺不很锐利而已。可是，要想让枣树枣子结得好，就要在开花以后、结果以前，拿刀去乱砍一阵，枣子很喜欢这样被乱砍，好像这样对它来说像“马杀鸡”，如此结出来的枣就又肥又大，不然它还长不好。

我们想想看，一棵树被这样乱砍以后，它居然结出来的果子又肥又润，一点都没有那种猛烈的感觉。而且，它的木材，质地、纹理是很细致的，可以拿来做高级家具。

所以我们中国人就认为枣子具有一种力量：能够把粗糙、刚烈的能量，转化为阴柔、滋补的能量。我们所认识的枣子，有这样的药性。

我们知道，大枣是榨不出汁的（弄弄就变枣泥了）。枣汁不太好榨，它很能留住自己组织里的水分，所以可以用来帮人体保水。不论桂枝、芍药还是生姜，都会有某种程度利尿祛水的效果，吃了排水，人会比较干。枣子是一种榨不出汁的水果，因此加了枣子以后，这个人中焦的水，就非常不容易流失。

如果比对《伤寒论》里的方子，你会发现张仲景在利用枣子保湿。比方说有一个方剂叫作十枣汤，张仲景就是用一些很强的下水药，可是汤名叫"十枣汤"，就是叫我们不要忘记要加十颗枣子，不然人就被下成干尸了。

当然，如果用现代西方人的认识去看《伤寒论》的枣子，也没什么不对：枣子就是古代的复合维生素，里面含有很多的营养素，因为感冒要补充维生素嘛，所以吃枣子也很好。

《神农本草经》：

大枣上品：味甘平，生平泽，治心腹邪气，安中养脾，助十二经，平胃气，通九窍，补少气少津液，身中不足，大惊，四肢重，和百药，久服轻身长年；叶：覆麻黄能令出汗。

"治心腹邪气，安中养脾，助十二经，平胃气。"我们说脾跟胃相对比的时候，胃是阳，脾是阴，因为胃是腑，腑的动态比较大；而脏是比较安定的。枣的功用是什么呢？是“养脾而平胃气”，这代表在胃的能量是比较活泼的能量，在脾的能量是比较安静的能量，养脾而平胃气，枣子好像能“把比较阳的能量转化成比较阴的能量”，把胃气平下来，却让脾得到滋养。

二、助十二经

这种药性，也出现在“助十二经”这句话这里。当我们读到这样的说法的时候，会觉得《神农本草经》这部书真的不能随便作废！因为，有些话就是讲得比后代的本草书精确。

我们说人的营气是走在经脉跟血脉里面的，卫气是分化到经脉和血脉外面的，比较阳、比较粗糙的能量。吃了枣子这味药，我们的能量会变得比较安静阴柔，是不是就能够相对走到血脉、经脉里面？所以它“助十二经”是因为它能让能量比较偏向营气，而营气是以一天二十四小时为周期循行十二正经的。

这在张仲景的《伤寒论》里是有充分的实践的，当我们要“把能量拉到血分里来”的时候，严格说起来，是用“当归”。只是，要补入血分的时候，像最滋阴的方子之一的炙甘草汤，用来治心跳不规律，它里面枣子就用到三十颗；或者是，要把能量收到血里面去的当归四逆汤，枣子放到了二十五颗。基本上在张仲景的书里，姜跟枣是确确实实有“入营”或“入卫”的用处的，当枣子放比较多的时候，药性就会相对被约束在营分而不是卫分。在张仲景的书里，基本上生姜三两和大枣十二枚的入营入卫力道均等。

所以“助十二经”这种书写的调子是《神农本草经》里一个特殊的逻辑。后代的本草书中，在阴阳的逻辑上是比较“松散”的——各位一定可以理解，我们讲过阴阳是一个相对的概念，逻辑上本来就是比较松散的——但《神农本草经》在论阴阳的时候，有它非常谨慎的一面。比如说《神农本草经》讲到人参的时候，就说它“补五脏”，绝不会说它“补六腑”，这样我们就懂它的意思：人参是相对往里面走、比较阴柔的药性，不太会跑，相对凝聚在五脏。

《神农本草经》里面很考究的一些部分，反而在后代的本草书里是比较模模糊糊的，比方说“助十二经”这种陈述，《神农本草经》就很明显地只在这个时候用它。可是后代本草书就会有一些对这个说法的滥用，比如附子这味药，在《神农本草经》之后，如宋朝、元朝，有一些医家会说：因为附子是一个能量很活泼的药，各种补药，像人参、黄芪、当归……如果加一点附子在里面，就都会跑得比较快，容易到它要去的地方，所以会容易补到、补进去。这个方法一开，一代一代往下传，之后就开始说“附子无经不达”，等到清朝《本草备要》之类的书讲附子的时候，就变成“附子行十二经”。

其实附子的能量是全身到处走的，它不是一个会循经而行的药物，在经方之中，它往往直接就跳到经脉之外去发挥药性了。可是到宋朝之后形成了一个“归经理论”，什么药都要硬把它归一个经，不能归的就归十二经。

这就是本草写到后来，虽然也是很努力地在讲一些本草学者自认为看到的真相，可是在一些逻辑本来是比较严谨的地方，反而又出问题。清朝说的“附子行十二经”，如果放回《神农本草经》来看，就会发现《神农本草经》不这么说。虽然清朝那样讲也不能说全错，可是古方时代的药方或者本草学，有古方派的逻辑在里面。这种地方是古方本草学比较特殊的地方。

“通九窍。”如果能让十二经都比较好一点，五脏六腑比较好一点的话，渐渐人会耳聪目明，会有通九窍的效果。

“补少气少津液。”枣子能使气跟津一起补，所以同样是补，相对来说它不是补阳，是补阴的。

“身中不足。”一个人的身体不够好的话，大枣是可以给人营养的。

——这里我们先岔开话题一下。到了民国初年以后，我们如果要开药的话，就是用我们现在的红枣。汉代的中国好像就是红枣最大，所以叫大枣。但后来渐渐有舶来品，紫色的、黑色的……一种比一种大，等到民国初年，我们开药要写张仲景用的这种枣的时候，要写“小枣”，因为药店里其他各种枣都比红枣大。现在开药的话就要写“红枣”，写大枣的话，可能药店里最大的枣子是别种枣了。

“大惊。”大家有没有见过小孩子需要收惊的时候是什么样子，或是癫痫在地上抽搐，我们说的“惊风”？那种惊不是大枣的主治，那种惊我们会说是因为身体里面有风、有痰，这个跟大枣一点关系都没有。

大枣这个东西有种把“能量安定下来”的效果，一个人如果常常容易心慌，或者觉得气不能静下来，心悸，用大枣来宁心安神，还是有一定的效果的。

在我们看来，大枣是红的、黏稠的、甜味的又是香的，枣皮有人说带点辣味的……所以在脾胃这个地方吸收了之后，符合“奉心生血”的条件（色黄红或黑，甘味为主，微带辛味，性黏稠油润者是，例如当归，例如炙甘草汤），就会把它送到心这个地方，让心能够得到滋养，所以补心而让人安宁的话，它是可以的。

“四肢重。”因为大枣是古时候很好用的补脾药，我们说“脾主四肢”，一个人如果脾虚的话，每天都会觉得身体很沉重，所以补脾的药里面加一些大枣，就可以让脾得到滋养，于是这个人就变得有力气了。但是，这是说一个人是气虚血虚的脾胃，才能用大枣。现在有另外一种病叫作重症肌无力，就是一个人完全瘫在那里，眼皮都有点睁不开，这就跟大枣没有关系了。

因为重症肌无力在五脏阴阳虚实的属性里，称为“脾阴实”，因为脾胃塞满湿气，以至于肌肉动不了。过去治疗，看到这个人整个人都垮下来了，中医第一个感觉是这个人“中气下陷”，元气垮掉了。要把元气提起来的药是什么？补中益气汤。于是就有很长一段时间，中医界很努力地用这个方来治疗它，最后发现不太有效。也就是说，补中益气汤治的是比较轻微的“阳虚”的病，可是到了“阴实”的时候，用提阳气的药会提不起来，好像在用蜘蛛丝钓一条大鲤鱼一样，不太有用。到最后实际临床是什么有用呢？是平胃散。平胃散是一个祛除脾阴实的药，里面有一味药能破除脾中湿气，叫作苍术。用了苍术为主的平胃散，脾里面的湿气祛掉了，肌肉自然就举得起来了。中医在临床实践的时候，我们看到一个病，就会提出一些理论，但是有的理论，在经过验证后，会发现它没有用。验证了之后确实有用，我们才能承认这个理论是对的。前阵子我表妹就得了这个病，眼皮下垂，家人就问我该怎么办，我说中医就是用平胃散，买了一瓶吃一吃就好了。好了以后我表妹就淡淡地说："这个病，我看西医，他们都说不知道是什么病，没想到你们中医还有一套逻辑。"好像也没有太正面的评价……总之就是治好了。

"和百药。"《神农本草经》里面，有些药它说"解百毒"，有些药说"解诸毒"，其实百毒跟诸毒就已经不一样了。《神农本草经》的这种小地方其实是很可以考究的，像葛根它就说解诸毒，解诸毒就表示它"很多毒不能解，它只能解几种毒"，解百毒的就是各种毒都可以解。枣子，我们讲过它有把一些激烈的药性"温和化"的功能，所以它能让各种药的药性在遇到它以后，都变成比较阴柔的能量，所以任何药遇到枣子，药性就会比较平和，大概是这样的。

"久服轻身长年。"我们认为枣是一味滋补的药，所以自然就说它久服能轻身长年了。

叶：覆麻黄能令出汗。古时候的人认为枣树虽然果实跟木质都很细致，可是它的锋锐之气、开破之力，枣叶里还是有。古人认为枣叶是种大热的药，如果把枣叶晒干磨成粉，做成像痱子粉的东西，它说叶覆麻黄能发汗，一个人如果本来是需要麻黄发汗的，但这个人如果麻黄吃多了可能体质上撑不住，就可以吃一点点的麻黄，身体外面敷一些枣叶的粉，这样汗就会发出来。现在我们已经完全不用这种方法了，所以这句话在今天来讲恐怕没有什么意义。张仲景的发汗法已经做得很完备了，我们直接用《伤寒论》的方子就很有效，不太需要用到它的这一层药性。

第六节 【药势】甘草

一、缓药与解毒

我们在买药的时候，仲景方里面，有些方是用炙甘草，有些方是生甘草。

张仲景的《伤寒杂病论》被后人整理编成了《伤寒论》和《金匮要略》这两本书以后，发生了一个很奇怪的现象，凡是《伤寒论》里的“甘草”，几乎全都加一个小字“炙”，而《金匮要略》里的“甘草”都没有。所以历代医家，就会觉得“凡是治伤寒一律用炙甘草，治杂病一律用生甘草”，到底是不是一定是这样?

说不定是抄《金匮》的人就是漏抄那个字，以至于变成“伤寒国”跟“金匮国”不同的甘草呢？不过，《伤寒论》唯一的例外，是治喉痹的甘草汤和桔梗汤，甘草没有加“炙”，而那确定是要用它来消炎的，不可能用炙甘草，所以并不是漏写。

这个现象后来导致了什么事呢？因为我们历代都是乖乖地照书吃药，所以会有一个状况：《伤寒》方写“炙甘草”，我们就开炙甘草；《金匮》方不写“炙”，我们就开生甘草。而生甘草有一个炙甘草没有的副作用，就是生甘草具有现在西医用的类固醇的作用。类固醇是现在西医用的一种“缓和剂”，当发生很严重的疾病，比如自体免疫失调或者是严重的发炎、气喘发作的时候，他们会用类固醇。为什么用类固醇？因为类固醇能让病情缓和下来，帮身体争取一点休养生机的时间。生甘草就有类固醇的功用，所以会有副作用，虽然生甘草不像类固醇那么明显；而炙甘草就不太会有。有一类研究就是把各种《伤寒》方临床上的一些报道搜集在一起编成一本书，各种《金匮》方的报道搜集在一起编成一本书，这两种书一起看的时候就会发现：同样是三两甘草的《伤寒》方，好像都没什么副作用；可是《金匮》里面甘草放得比较多的方，就会看到后面说“这个方吃太多会变满月脸”。也就是所有副作用都出现在《金匮》那边，这是生甘草吃太多会出现的问题。

古时候最常用“生”甘草的症状是什么？一般的方剂来讲，是用它来解毒消炎，现在西医用类固醇的原因也是这个。生甘草消炎为什么好用呢？我们说发炎是细菌性的感染，一般的消炎药都是要它能够退火杀菌，所以性子都很苦很寒，比如“三”黄的黄连、黄芩、黄柏，还有常用的消炎药龙胆草等，这些都是很苦寒的药，所以一般消炎杀菌的药吃下去以后，人体都会受到一定程度的伤害。相比之下，甘草就没有这些损害。

用甘草消炎的方法，到了清朝初年傅青主、陈士铎那一派的时候，出现了一个比较清楚的转折，当然这不是从他们开始，只是他们让这个事情普遍化：他们发现有另一味药很好用，叫作金银花，金银花是一个一用就要用很重的药，如用一两，它也是一个消炎力很强的植物，它的好处是它虽然凉而且消炎，可是它对身体的元气造成的破坏很小，所以现在我们需要治疗比较严重的疮科发炎，大概会选择金银花。于是甘草就开始退位了。

生甘草这个类固醇的药性，很明显的一个作用就是中药里的“解毒”，我们对毒的定义是“毒者，气之偏者也”。相对地，另外有一句话说“香者，气之正者也”。也就是说，我们会闻到香味，是因为这个东西的气很正；毒的话，是气很偏。我们的定义里，凡是气有偏的药物都有毒，所以用药这件事情，在上古时代都称为“毒药”。因为我们用药的时候，有的药比较寒、有的药比较热，这个过寒、过热、过散、过补都是气的“偏”，所以凡是用药都是用毒，这是古时候的观点。像附子，因为它大热，所以就说它大毒，大概是这样。当然附子本身也确实有毒，这样的观念我们还是知道一下。

“解毒”这个东西，比如日本人吃河豚中毒的时候，就会要赶快把中毒的人埋到土里面去，好像埋到土里，可以让那个毒缓和下来并且分解掉。所以“土”的这个性质，或者我们药味里面“甘”这个甜味，好像就有这种“调性”存在。甘草刚好是我们一般认为最甜的本草，所以它就会拖住这个毒性，让它慢慢分解，这是它“缓”的药性，所以我们用它来解毒。

但实际上甘草能不能解毒呢？不能说它一定能解毒，不然我们一剂四逆汤里面甘草、干姜、附子，有了甘草应该都解掉了啊！附子跟干姜应该都没什么效果了，不是吗？这样就没什么意义了嘛。所以它不是真的能够全效地解毒。某几种药，比如十枣汤里的甘遂、芫花、大戟，可能遇到甘草会力道弱很多，这倒可以说是甘草解了它们的毒。

曾经拿小老鼠来做实验，如果要强心阳，直接单用附子或干姜之类的东西，那个心脏会狂跳一阵然后衰竭而死；可是如果在附子跟干姜之外再加一点甘草，这个心脏就会很稳定有力地撑很久，甘草能让药性变得比较缓和、比较持久，这是甘草实际使用中的药性。这就好像：柴火一直烧，很快就烧尽了；但如果你把火种拿灶灰闷起来，它就可以撑到第二天。甘草，就是那个灶灰。

如果要解毒的话怎么用？我们治毒是分门别类的，中什么毒要用什么解：中硫磺毒要用鸭血解；被老虎咬伤要用猪肉来解，因为老虎咬伤的地方那个肉会一直烂，老虎的口水里有一种酵素会一直分解人的肉，所以要在伤口上面贴生猪肉，让那个酵素去分解猪肉不要分解人肉，到最后伤口就能收口。每种东西有每种解法。

如果要解“吃药的毒”，我们习惯上是用甘草跟黑豆煮成的汤，那个比单一味甘草有用。我平常用的剂量是黑豆一两、生甘草五钱，要什么时候吃呢？吃错药的时候吃。比方说不小心把白虎汤吃成桂枝汤，药让人很不舒服病又不好，这时候就喝点黑豆甘草汤，让那个吃错的药药性马上消失，然后再重新吃。吃错药的时候，我们可以用黑豆甘草汤来解，黑豆能把所有药性都吸掉。

二、生泻火、炙补中

《神农本草经》：

甘草上品：味甘平，生川谷，治五藏六府寒热邪气，坚筋骨，长肌肉，倍力，金创，尰，解毒，久服轻身延年。

“治五藏六府寒热邪气。”这个一身里里外外、或寒或热的邪气，以生甘草来讲的话，它有这个类固醇的药性，可以让它们都平下来。

“坚筋骨、长肌肉、倍力。”《伤寒论》里用炙甘草，常常就是把甘草当作一味补脾胃的药，用炙甘草补养脾胃，因为它是比较甜、比较温和的药性，所以比较补脾阴。

如果是补阳的话，这个人的力气会变大，肉不会变多；补阴的话，这个人的肉会变多，可是力气不会变大，因为阴是有形的东西。甘草在这两方面都是有用的。

我们现在讲的是正常的补药范畴，在汤剂里用炙甘草，可以补脾胃、补气，甚至可以补津液。但是，以不正常的使用范畴来讲的话，古时候有一些硬是要让人长壮、长肉的方，就是用生甘草做成药丸每天吞。运动员为什么使用类固醇？这大家都明白。有个助教很小的时候犯哮喘，他就常跟我讲一件事，就说他犯哮喘犯成这样，还全身都是肌肉，就是因为犯哮喘以后吸的西药里多半有类固醇，然后就变成全身都是肌肉。如果我们把甘草用到邪道，每天吞，到后来就长肌肉了，最后可能还是会变成满月脸、水牛背。它还算不上是补药的正道，我们《伤寒杂病论》里有太多好的补药，不需要用这么粗劣的方法。

“金创、尰、解毒。”金创就是刀伤之类的外伤，尰就是“痈”，是化脓的肿块，这些东西真的用甘草是可以消炎的，只是到后来用金银花代替了。

各种力道猛烈的药，不论寒热，加了甘草（生、炙皆有此效），它们的力量就会变得温和一些，这是甘草的“缓”性调和于其中。而甘草又叫作“国老”，也就是朝廷中侍奉过两三代君主的老臣。这种人，在故事中多半是“和事佬”，总是在排解纷争。一剂方中加了甘草，它就会像个和事佬一般，居中做协调，让桂枝做桂枝该做的事，芍药做芍药该做的事……各尽其分而不相争。

我们讲到这里，是单独把各个药性划出一个框架，实际上如何使用，要用多少吗？我们以后会一个方一个方去认识，这样的学习才会扎实一点。五味药这样单独讲，不知道各位会不会已经忘掉桂枝汤在干什么了？

第七节 “时方”药理学？

一、中医理论“黑话化”的过程

这里我选了两本清朝的书，《医宗金鉴》和《医方集解》，我们来看看它们怎么看待桂枝汤。之前台湾中医师检定考试和特种考试，《伤寒》和《金匮》，就是拿《医宗金鉴》版的注解内容去考的。这是之前的检、特考的考生要读的东西。

清·吴谦等编《医宗金鉴》：

名曰桂枝汤者，君以桂枝也。桂枝辛温，辛能发散，温通卫阳。芍药酸寒，酸能收敛，寒走荣阴。桂枝君芍药，是于发汗中寓敛汗之旨；芍药臣桂枝，是于和营中有调卫之功。生姜之辛，佐桂枝以解表；大枣之甘，佐芍药以和中。甘草甘平，有安内攘外之能，用以调和中气，即以调和表里，且以调和诸药；以桂芍之相须，姜枣之相得，借甘草之调和，阳表阴里，气卫血荣，并行而不悖，是刚柔相济以相和也。而精义在服后须臾，啜稀粥以助药力。盖谷气内充，不但易为酿汗，更使已入之邪，不能稍留，将来之邪，不得复入也。

清·汪昂《医方集解》：

此足太阳药也。仲景以发汗为重，解肌为轻。中风不可大汗，汗过则反动营血，虽有表邪，只可解肌，故桂枝汤少和之也。经曰：风淫所胜，平以辛凉，佐以苦甘，以甘缓之，以酸收之。桂枝辛甘发散为阳，臣以芍药之酸收，佐以甘草之甘平，不令走泄阴气也。姜辛温能散（散寒止呕），枣甘温能和。此不专于发散，引以行脾之津液而和营卫者也。麻黄汤专于发散，故不用姜、枣，而津液得通矣。

《医宗金鉴》讲到桂枝汤，说“桂枝辛温，辛能发散，温通卫阳”，我看到这个“温通卫阳”就觉得很纳闷。在张仲景的用药逻辑里，单用桂枝的时候，桂枝的药性几乎大部分都走在营分，不会到卫分的，《医宗金鉴》一讲就把桂枝讲成温通卫阳的药。不加姜的话，桂枝的药性不会跑到卫分的。

“芍药酸寒”。首先，我们也讲过芍药其实不酸，《神农本草经》写的是“苦平”，它说“寒走阴营”，桂枝是热的，大枣是温的，这些不寒的药就不走营分了吗？逻辑不对。

“桂枝君芍药，是于发汗中寓敛汗之旨”，意思是说，桂枝会让人出大汗，加了芍药就会把汗收住，这听了让人觉得很离奇。桂枝是发汗药吗？芍药是敛汗药吗？怎么可能？我们要让一个人发汗是用麻黄，桂枝甘草汤不会发汗的呀。要让一个人敛汗是用别的东西，阳虚的汗用附子，阴虚的汗用桑叶，怎么会讲是芍药？这是在讲什么？

“芍药臣桂枝，是于和营中有调卫之功”，这是说芍药能够调和营血，桂枝能够走到卫分去。他们有点搞不太清楚，在经方的逻辑里，桂枝没有走到那个地方啊！

然后又说什么“甘草甘平，有安内攘外之能，用以调和中气，即以调和表里”，这是什么意思？是说用甘草补足了你的中气，然后你才有能力去打败外面的邪气吗？比例是两单位的甘草有那么厉害吗？

“用以调和中气，即以调和表里”，其实这句话我们可以说它对，因为有了甘草以后，桂枝到生姜、芍药到大枣，这个一层层的药性联属才会出来，所以它原来要说的事情并没有错。只是它讲成这样的时候，不知道大家有没有一种“有很多幻想空间”的感觉呢？如果直接读到这句话，会让人觉得“甘草调和表里”很奇怪。

后面讲“经”曰：“风淫所胜，平以辛凉，佐以苦甘，以甘缓之，以酸收之。”这就是典型的拿《黄帝内经》来装框框，桂枝汤里面既没有什么辛凉之药，也没有用酸来收，所以桂枝汤跟《黄帝内经》的这句话根本就没有什么关系，硬要框过来，曲解了《伤寒论》，也曲解了《黄帝内经》。

然后又说“桂枝辛甘发散为阳；臣以芍药之酸收，佐以甘草之甘平，不令走泄阴气也”，所以甘草能让人不走泄阴气吗？这真的是很奇怪，“姜辛温能散（散寒止呕），枣甘温能和”，这也是讲得都失焦了。

我觉得读《伤寒论》，完全不懂注解的话，当一个完全不懂英语语法的英国人就好；但如果读了这种乱七八糟的文法，那真的是不知道该怎么办。

我自己是日语系毕业的，真的偶尔会有老师教的日语语法是不太对的日语语法，教得学生制造出很诡异的日语。所以如果不知道日语语法，直接跟日本人生活，这样也许你的日文是对的；可是如果你学了错的日文文法，那真的是吓死人。

很讨厌的就是，我们在准备考试的时候要读这些书，因为时间很紧迫，也没什么时间去想它到底对不对，于是就先把它背下来，背下来之后，因为它讲的也有一番它“本身的”（自圆其说）的道理，我们也不会立刻就觉察到它是错的，尤其是它讲的这些内容，背后有时方本草学在支持它，像《医方集解》和《本草备要》是同一个作者，你如果去看什么《本草备要》之类的书，会觉得它讲的内容好像都很通。

当你在读桂枝汤这个药方的时候，如果是用“时方的本草观点”去解释它的话，比如说《医宗金鉴》这个清代御医编的书，它是台湾检、特考的范本，感觉也是够权威了，你往往读了它的注解，也会觉得自己懂，但是，这一串文字里面的逻辑到底是什么？整个逻辑是混乱的。当你觉得自己懂了以后，有一天你真的变成一个医者，要讲解给别人听了，别人会觉得“你讲的话没人听得懂”，因为你不知不觉中已经进入黑话的世界了，这是一个“黑话化”的过程。

《伤寒论》里的这些东西，我们如果就“不知为不知”的话，日子也好过。如果你硬要去拗它的话，结果会很糟糕。我也读过备考用的这些书，用这样的一条路去学习，有时真的会让人觉得如果没有读过它们也许会更好些。它们给了很多不正确的论点，然后让你被这些论点障蔽住、被咬住——会有这样的感觉。当然不是说它每一句话都错，只是经方的逻辑不在它讲的那个地方。

〔摘自二〇〇七年《伤寒杂病论慢慢教》
课程第一段第六堂〕

二、“功德盖世，罪恶滔天”张元素

中医分为经方派、时方派，这个情况不但我们晓得，日本人也晓得。经方派在日本叫作“古方派”，时方派在日本叫作“后世方派”，意思和我们一样。

而不论是在中国还是日本，也都晓得，经方派和时方派的“分水岭”就是所谓的“金元四大家”。

“金元四大家”虽然齐名并称，其实他们的生卒年是颇有差距的，并不是同生同死。而比他们更早出名的一位，相传是李东垣的老师，就是张元素，也就是张洁古（易水先生，易老）。而张洁古做了一件“功德盖世，罪恶滔天”的事情，造成了经方派从此变成时方派。而那件事情，就是现在学传统中医的人耳熟能详的“归经理论”——某某药入某脏某腑、哪一条或哪几条经。

归经理论是错的吗？不能算错，很多时候是很有道理的，临床上也有用，对学习中医者而言，也比较方便整理功课。

但它是对的吗？也并不全对。因为它大大地“窄化”了一味药的药性。

同样是用中药，以“《神农本草经》、张仲景（或《汤液经法》的作者）所知道的药理学”创出来的方叫作“经方”，汉朝到唐宋，都还算是经方的时代。而以“归经理论”创出来的方，就叫“时方”，其中对每一味药的看法，都和“经方”是有很大不同的。

最古的《神农本草经》，其中提到的药性只有“性、味”，也就是“什么味道”“温凉寒热如何”；而五色入五脏的概念，则是“稍微提及”，例入“五色灵芝各入哪一脏”，不是通盘性的认同。

而其后，魏晋的《名医别录》，唐代的《新修本草》《日华子本草》《海药本草》，或是宋朝具代表性的《证类》《大观》二本草、寇宗奭《本草衍义》等诸多书籍，大都只是顺着《神农本草经》之后补入新发现的“效能”，未曾对“本草理论”做更多的理论创作。（在张元素作大系统的归纳之前，入经药的论述，可散见于：汉《神农本草经》大枣：助十二经；魏晋《名医别录》甘草：通经脉；唐《食疗本草》胡桃：通经脉，乳腐：益十二经脉，绿豆：行十二经脉；唐《海药本草》阿勃勒：通经络；宋《本草图经》瞿麦：通心经，苏叶：通心经；十一世纪末《史载之方》某方：宜行其肾经，清凉之药：解利肺经；宋《本草衍义》天竹黄：凉心经，桑白皮：治小肠热；宋《本事方》真珠母：入肝经。至于引经药之记载则如：《神农本草经》箘桂：为诸药先聘通使；《名医别录》桂：宣导百药，白附子：行药势，酒：行药势。五六世纪《雷公炮炙论》绿蛇：令引药；唐《食性本草》薄荷：能引诸药入荣卫，酒：引石药气入四肢；《本草衍义》泽泻：引接桂附等归就肾经；《本事方》椒：引归经，粥：引风湿之药迳入脾经；宋《杨氏家藏方》酒：引药入经络。）

到了张洁古，他对古代的方剂做了一番整理，发现到“太阳病病到太阳、阳明之间时，会用到葛根这味药”，于是就以此归纳出了一句话：“葛根是阳明引经药，如果感冒太早用了，反而会引邪入阳明。”同样，对于柴胡，后人也看作是少阳引经药，说它会“引邪入少阳”（明·李中梓）。至于桂枝，因为有剂“桂枝汤”是治“太阳病”的第一主方，于是“桂枝”的归经也就变成是“入太阳经”了。石膏，他也说是“大寒之药，不可轻用”。

桂枝这个单味药，真的会直入太阳经吗？石膏虽然能解高烧，但它是发汗而解的呀！并不是把你整个人都冰冻。

从某个角度来说，复方“桂枝汤”的“结果”的确是“会”作用在太阳经，而单味药的柴胡、葛根和少阳、阳明二经也有着密不可分的相关性。可是问题就在于：不只如此而已！

后世的学习者因此就把某味药找几条经随意归类，做学问是简单不少，可是却变成“见树不见林”，错失了那一味药真正的本性。

因为这种“时方药理学”方便好用又好记，而张洁古先生又的确是一位医术高明的医者，于是紧跟在他之后成名的“金元四大家”，也自然纳入了张洁古的这个系统，各自也有相当好的医学成就。

可是，归经理论，却是一套“反映了一部分真理却不等于真理”的不完全的理论。洁古本人、金元四大家都是苦读

《内经》起家的，偏得还不太多，但愈用到后来，纰漏愈大，新创的方剂效果越来越差，“一剂知，二剂已”变成了今日的“你回去吃半个月再来看看有没有好，如果没好我们再换药试试！”

到后来，当然有人觉得好像事情不对头了，想要扳回如崩墙倒壁般的中医“末法”劣化状况，明朝不少医家都在重注《神农本草经》，想要从这个源头上去重新寻回些什么。当然也都小有成效，但影响并不明显。

仅张元素的几句“葛根引邪入阳明”“柴胡引邪入少阳”“石膏大寒不可轻用”就把经方中这三味药封印了八百年。明明没有这么一回事儿的，太阳初感，证齐全了，就可以用葛根汤；傅青主也用柴胡汤小制其方治伤风初感而很有效，并不会因此引邪入里；石膏更只是“凉”而已，不用八钱到四两甚至一斤，很难显出药性。

可是张元素之后，人人都跟着那么说，绝大部分的医者，小心翼翼地都“尽量不要用《伤寒》《金匮》方”了。

时方派中医怎么看病？我想各位都经历过：医生手搭在你的脉上，心里想着：“……心脉有点儿火，加两钱黄连；肝有点阴虚，加三钱白芍、五分牡丹皮；肾脉蛮弱的，加一钱熟地黄；血分有些热，加三钱生地黄；气分虚而有湿痰，加两钱参须、五分半夏、两钱苍术……”把脉术都堪称稳健，一剂药二三十味运笔如飞就这样子开出来。从理论上来讲，都对，合情合理！但你若问我，这剂药有没有效？对不起，我不知道！

以“归经理论”作为指导原则，大概就是形成这样的医术，不能说不好，毛病不大，但就常常是一种温温的，让人觉得“好像吃了有好一点”程度的有效。

因为我自己是学经方的，经方的“药物组”和“抓主证”的整个框架都和时方的系统不一样，用药时所根据的每一味药的作用，也和归经理论搞的东西对不上。比如说医头痛，我会问：“你这个头痛，会不会痛时烦躁得想去撞墙，或者一面痛一面想吐？”如果会，那开吴茱萸汤；“会不会同时口渴、多汗、尿特别少？”如果会，那用五苓散的机会就多些。一个汤一个汤的可能性，可问的比较多，脉象有时只拿来做个参考，和时方医者的做法不太相同。

所以，我并不能很清楚地认识到时方派的这种开药法可以好到什么程度。大概只能说，我自己多半不是这样子开药。

隔行如隔山，你叫我这个用经方比较多的人去评论时方，我也不知道怎么讲。从前有一个朋友，拿了别的医生开给他的药方给我看，我看那一串药，就说：“你失眠、口臭、从前受过内伤……”他说：“你怎么看药方就都知道？”我说：“宁心安神的药，用这几味，通常是失眠嘛；清胃热养胃阴的药用这几味，大多是口臭嘛；没事不会用伤科化瘀的这几味药，多半是有旧伤吧？”他一听，乐了，还以为遇到高人：“那我这医生，开得好不好？”我只好苦笑：“这嘛……不好意思，你先吃了，再告诉我有没有效，好不好？”我既不能断言它必定有效，也不能断言它必定无效。

这种在张元素之后被变成单纯化、平板化的中医医术，照规矩开药，我也没有意见；但以一个历史的观察而言，却可以看到：它，造成了中医的退化。

照着五脏归经分配药物的医者，医病的力道，不够有效的几率还很高的。日本的吉益东洞认为这些医者是所谓的“阴阳医”。

什么叫作“阴阳医”？就是现在网络上很多讨论版可以看到的：有一个病人他说“我口渴啊、小便黄啊”什么的，然后就有一个学中医的人跳出来跟他讲：“你这可能是肝阴虚有热，可能是心火下小肠，也可能是肾水不足以制火，还可能是脾津不足，又湿蓄中焦，且肺为水之上源，肺虚则……”讲五脏讲了两圈，完全陷入那种可怜的天秤座模式——我常说两个天秤座会让地球停止转动，我自己是一个，再加一个就可以了；要商量午饭吃什么，随便聊聊，就到下午三点还饿着——讲起来每一句话都好玄妙哦，都是“专业黑话”！可是……到底要怎么医，你讲清楚好不好？“或许是这样，或许是那样……”“这副药你拿回去吃吃看，不行的话，我们再来换。”一换可以换二十五种方，医术就毁在这种事情上面。张仲景的方，你一看准了，开下去就有效。那你还“或许有效或许没效”二十五种方在那边转，一圈要转半年呢！

紧接着张元素之后的金元四大家，像李东垣用龙胆泻肝汤，就看准肝经来开药，你会觉得这个人用药很漂亮，对不对？但到再后来的医家，理论兜来兜去，就越来越不行了。

中医的退化，直接或间接造成这件事的医家们，你说他们会很苦恼于自己的医术不如古人吗？其实，不一定。你读历代医书，就会发现，这些人是满怀“快感”地在做这件事的。

比如说，现在大家治感冒常用的“九味羌活汤”，开药的医生会这样解释：张仲景医感冒分六经用方，那你看，我多聪明！每一经的驱风药都有！一剂包医啦！

——讲得他自己都爽死了！他本人大概会觉得：我是开创了中医前人未到的新纪元呀！

但，张仲景治六经感冒的方子，烧到39℃还要裹棉被的麻黄汤证，高烧烦热的白虎汤证，上吐下泻、手脚冰冷的四逆汤证，烦躁欲死的吴茱萸汤证……你用九味羌活汤，能医吗？都不能啊。何止是病医不好，要让病人舒服一点点都很难！

其实，九味羌活汤的存在理由也很奇怪！说“怕人分不清楚张仲景的桂枝、麻黄汤证要怎么用”，所以教你用这个代替，临床视情况做加减就可以了。这种“好心”也是很诡异！桂枝、麻黄汤证很容易分的，相反，临床加减九味羌活汤很难搞啊！

如果一个医者连桂枝证和麻黄证都分不出来，根本就没有资格、智能走进这个领域嘛！为什么要去“呵护”这种事？这等同“包庇罪犯”耶！古代日本的“小医圣”永富凤就说：强盗劫财杀人，一辈子造下的杀孽，一个生意尚可的庸医，只要十天就赢过了。

但，就是这一类的“创新”“突破”，从元朝到清朝，一点儿一点儿地把经方从这个市场挤兑出去。

三、经方和“八纲”是不同次元的思考维度

如果要扯一点辨证学，六经、五脏我们都提到过了。

明朝的张景岳，又归纳了“八纲”：阴、阳、表、里、虚、实、寒、热。这么一种分类法，有它“表记学”上的意义，但如果以开“经方”而言，这种八纲的框框，倒是没什么

好用的地方。

我曾经看过一本书，拿许多传统方剂去做八纲的归类，说某个方剂的证状是“表虚热证”“里实寒证”之类的，然后再硬去划分说这个方剂哪味药是治表的，哪味药是治寒的等等。

如果以张仲景的经方来说的话，八纲是一个“太过粗略”到有点无聊的作法，因为仲景用药的层次很细，细到不能用八纲来归纳。

比如说太阳病的五苓散证，感冒没好，又口渴、多汗、发热、尿少、头痛、喝水会想吐，那，你说这是阴证还是阳证？是表证还是里证？是虚证还是实证，寒证还是热证？不管怎么归类，都感觉是在硬掰。因为它是表证也是里证，是阳虚是阴实也是阴虚，也可以说是不虚不实，而且没有所谓寒热的倾向。因为它是表邪未解，人体中的水走不通，某处水太多、某处水又太少。

读了《伤寒论》，我们可以了解它是怎么一回事，但这整件事，并不适合用八纲的框架来强加归类；如果用八纲来理解它，会是“里热虚证”，反而没人看得懂了。

又比如说桂枝汤证、麻黄汤证，那是六经辨证的“太阳病”的“营卫气血”的辨证范畴，风气伤了卫气，会变成桂枝汤证；寒气伤了营血，变成麻黄汤证，在八纲来说，都是表证，桂枝汤算作表虚，麻黄汤算是表实，然后呢？是阴证还是阳证，是寒是热？到这里也会变成硬掰，因为这两个方子用的药味会对不上八纲辨证的结果。

不少有名的临床医家都认为“八纲帮不到临床”，像刘渡舟教授就曾说：送一封信，八纲只能送到那条街，不晓得门牌号码，收信人还是收不到。我觉得这是很真实的感慨。

总之，经方的思维归经方，后人归纳的表记学归表记学，不是什么需要互相依存的学问。

像现在还有些人，用很奇怪的英文字母什么的来标示经方的药理，试图来做“大破解、大揭秘”的工程，我也是搞不清楚费那么大周折是要干什么！

我们直接读古书最容易理解的东西，为什么你要发明一套火星文，把古籍以“极具偏差”的手法译成狗屁不通的火星文，再强迫我们去多学一套火星文，然后才能用火星文来学古书？

这都是为了夸饰一己的学术成就，而去破坏原本最有效率的学习方法。

所以，这一类的“总结论”式的归纳，讲白了，也就是我们很怕“未知”，什么东西都要赶快给它安上个完全不合身的“结论”来让自己安心，即使根本尚未弄懂。

四、我不要诺贝尔奖，我要医术！

和人论医，有时会被反问一句：“如果经方派的方子真的像你说的这么有效，那为什么还会处在完全的弱势呢？怎么可能医生不晓得要用经方呢？”

这当然有许许多多的原因。比如说，如果如今是一个“经方盛行”的时代，若有医生开药吃坏人，保证可以被告翻。因为拿《伤寒杂病论》来一对，就会晓得他哪里诊断错误，无处可逃的。

不过，以中医的“业界内”而言，在“本草学”领域的这个大因素，我认为是无法忽略的。

一个人解释事物的标准，会影响到他对事物的价值评估。

如今的“经方不盛行”，在“本草学”而言的原因，就是“中医界已变成诺贝尔文学奖评审”！

什么叫作“诺贝尔文学奖评审”？

就是，他们只会自己所熟悉的那一两种语言，任何外文作品要英译了才能送审，我们所熟悉的中文著作中，觉得好看得不得了的小说，或是动人得不得了的诗，哪一样翻成英语、德语还能维持它原来的文学魅力的？没有！中文的单音节字所形成的声律美，译成外语就没了，所以，你译得再好，也会表现力折损一大截。

所以，外语作品得文学奖的，什么川端康成、高行健，他们的作品都是“具有适合英译的特质”之作，却不一定是该国家本国人最受感动之作。本国人看了，还是打瞌睡的人多些。

而这件事情，拿到中医的世界来看，就会变成这样——

考检考、特考也好，上医学院科班出身也好，《伤寒杂病论》，也就是《伤寒》《金匮》二书是一定会读的。可是，为什么读了，而在学习过程中自己试吃、给家人吃吃，也算是在临床了，却察觉不出《伤寒杂病论》真的比《温病条辨》之类的其他书更正确、更有用？

这不也是个“谜”？

其实，也不是谜。

如果你拿起今日的《伤寒杂病论》的标准本子，也就是《御纂医宗金鉴·仲景全书并注》来读一读，再拿起其他必读之书《本草备要》《医方集解》《温病条辨》来读一读，因为你是第一次读嘛，不懂的地方，就看一看它们的注解，参考一下其他书所论的方义、药性……

然后，你就会觉得：《伤寒杂病论》这本书，真的是没什么了不起！什么号称“万方之祖”的“桂枝汤”，不也就和“参苏饮”差不多？浪得虚名，难怪后来被九味羌活汤篡掉！

这种“觉得差不多”的感觉，就是我认为最惨烈的一种感觉。

因为在《医宗金鉴》和《医方集解》中注解桂枝汤方的注文，这种“将古书翻译给你听的语言”，就是那套一边倒、完全站在时方派角度解释事物的“时方药理学”！

你用那套“时方”的语言来翻译“经方”派的原典，而那套“解释系统”本身就是一种偏见和侮辱。

〔摘自二○○五年〈药势〉一文〕

第八节 【药势】桂枝加葛根汤中的葛根

一、藤络向上爬

【桂6-15/宋14】

太阳病，项背强几几，及汗出、恶风者，桂枝加葛根汤主之。

【桂枝加葛根汤方】

葛根四两　芍药二两　桂枝二两（去皮）　甘草二两（炙）　生姜三两（切）　大枣十二枚（擘）

右六味，以水一斗，先煮葛根减二升，去上沫，纳诸药，煮取三升，去滓，温服一升，覆取微似汗，不须啜粥，余如桂枝法将息及禁忌。

“强几几”。这三个字，我一开始是跟着成无己的注解，念“抢束束”；但是，照郝万山教授讲的，念“酱紧紧”，把强当是“僵”。无论怎么念，反正意思都是“后脑勺僵硬”。

也有人用张仲景家乡河南方言来解释，说那其实是“强八八”，我们平常说“瘦巴巴”的“巴巴”。这个说法有它的合理性，如果中文之中，同时代的平行文献都没有“几几”这个词，它就可能真的是“八八”这个词。可惜同时代的《内经素问·刺腰痛篇第四十一》有“腰痛侠脊而痛，至头几几然”，可见它并不是方言。

基本上，“汗出恶风”前面说“太阳病”，这已经是在太阳病桂枝汤证的框架之中，太阳病有的脉浮、恶风寒等都有。

“及汗出、恶风”桂林本是这样写，宋本是写“‘反’汗出……”，我还是照桂林本，用“及”就好。因为临床上，汗出恶风、后脑勺僵硬，并不是一个冲突的状况，用“反”反而制造无端的惊悚。

不管是“及”还是“反”，这一条就是在说太阳病一个很像桂枝汤主证的结构下，又多了一个“后脑勺很僵硬”的症状，张仲景在这里教我们的是“多了一个症状，药是可以加味的”。桂枝汤加一味，就是桂枝加葛根汤；加了葛根后，桂枝和芍药就各减了一两，这一两可减可不减。实际上，我们在桂枝汤里面加一点单味的葛根下去，就是桂枝加葛根汤了，不一定非要减桂枝和芍药。

但《伤寒论》是一本教学的书，我会觉得这样写很好。因为他告诉我们：一旦有了葛根，就不需要那么多的桂枝跟芍药。这写的是一个事实，因为葛根本身也有清太阳经的效果，所以不一定要用那么多桂枝和芍药。

桂枝加葛根汤其实和桂枝汤主结构差不多，所以我们只要看葛根这一味药。

《神农本草经》：

葛根中品：一名鸡齐根，味甘平，生川谷，治消渴，身大热，呕吐，诸痺，起阴气，解诸毒；葛谷：治下利十岁已上。

葛根又名“鸡齐根”，这个别名好像没有什么特殊意义，只是音韵上的类似。

“治消渴”。《神农本草经》里，讲到“治消渴”，跟葛根有相似药性的，还有两味药，一个是“栝蒌”，另一个是“土瓜”。瓜类的东西，基本上都是藤蔓类，所以这三者，都是藤蔓类。

中国人看到藤蔓类会有什么联想呢？

现代都市人生活中，已很少看到“葛”，但应该还看得到黄金葛。

不知道有没有人用小茶杯种过黄金葛，我小的时候，在窗台上放个小水杯，种黄金葛，它的根还只有一点点大的时候，它的藤蔓却可以爬到好远好远，还一直冒出油亮的绿叶。

这会让人觉得，“葛”字辈的植物的根真是厉害，可以把水气输布到藤蔓那么远的尖端。葛的藤蔓最长，最爱爬高；而人体上面，是足太阳膀胱经最长，又从头顶绕过去，所以，葛根入药，它的气性，也就是药势，会帮助人体把水精之气沿太阳经送上头顶。当人体原本从背脊上传的水精之气受阻时，葛根就可以把这股水气再接回去。所以，清末唐容川在《本草问答》里就说，葛这种植物，很像人的太阳经。

而它的根是长在泥土里，以“土”为出发点，所以吃了葛根，它就会以人的脾胃（土）为中心，把肠子或肾脏区块的水气拔上去，重新输布到太阳经。

这种从脾胃区块抢水的药性，从桂枝加葛根汤的条文里看不太出来，是因为这个方的主证不是拉肚子，只是后脑勺僵硬。但是在临床使用上，用葛根系的药方，比如说桂枝加葛根汤或是葛根汤、葛根芩连汤治外感腹泻的状况是很多的，称之为“逆流挽舟”法。

前两天我吹冷气吹到拉肚子，这时候，才真正体会到什么是葛根黄连黄芩汤证。这个汤证，一般拉出来的东西会臭、会烫屁股；如果去看西医，半夜挂急诊的热痢，西医常会说这是“急性肠胃炎”，这是西医以他们观点所能给的最好说法了。

可是在日常生活中，这种拉肚子，我们会发现：它其实大部分是由于“后脑勺吹到冷风”造成的，病根并不在肠胃。本来太阳经的寒水之气，被命门之火蒸成热水之气，沿背后走上来，到了后脑勺风池和风府两穴，会让外面的冷气（阴气）进来，使热水之气在这里变成冷水，一面冷却一面继续上行到头顶，再绕过头顶下来，灌溉五脏六腑。好像水蒸气遇冷而在头顶结成云，开始下雨。

这个东西，我们姑且称之为“水精之气”。整个过程全部都是形而上的哦！解剖看不到，完全是灵魂上的事情。可是，当这个运作出了问题的时候，我们也会发现：人体实质的水分，也会被这个形而上的事情所影响、所牵引。

这样的水循环，如果有太多的风邪，比如吹冷气吹到后颈，风邪慢慢从风池、风府渗进来，塞得太多，多到压断水气，没有上到头顶的热水之气，到脖子就被打断了，它就会掉下去，这时候就会变成身体有“实质的水分”掉下去，不再上来。本来是灵魂上的水气，可是一旦被截断了，就会在身体内以“热水”的形式往下掉，而且拉出来的大便是烫的，因为水气还没过头顶，还没有冷却。

《伤寒论》葛根黄芩黄连甘草汤证，得病的人，往往可以清楚地意识到自己是后背吹到冷气，吹到后脑后颈觉得怪怪的，好像抽紧起来，然后忽然觉得肚子一热一沉，就开始拉烫烫臭臭的稀大便。虽然西医诊断说是“急性肠胃炎”，但果真是细菌感染的发炎吗？这是“灵魂的身体”上的病变啊。这种拉肚子，肚子不是很痛，但整个人会变得虚虚喘喘的。这是灵魂上的病变成肉体上的病。

上次有同学吃葛根芩连汤，就觉得背上有热气接回来！这就是葛根能把掉下去的水再“抓上来”、重新“接回来”。葛根的药性，是非常“灵魂”、非常形而上的。

我们都说吃了葛根，会让后脑勺变松，以中医来讲，经络得不到润养，就会抽紧。本来西医可以研究“葛根内有什么成分，可以让后脑勺变松”的，但郝万山教授教书时就说：“葛根这味药，用西医的解释，就是它能让你的肌肉变松。但不管西医研究出来的结果是什么，它只松后脑勺，不松别的地方。”为什么？因为葛根其实是作用在灵魂的身体上，所以这个作用是在经脉上走的。如果你说它是某一种“成分”可以让肌肉放松，那它为什么不松其他的地方？为什么只松后脑勺？葛根的选择性太强了，是有“形而上的身体地图”上的指向性的。西医研究无法说出个所以然。

“消渴。”葛根能把被风邪压断的太阳经寒水之气接回来，我们就可以想象，当它把水气接回来时，本来一个人嘴巴很渴的，水气能回来，嘴巴就会比较润，所以糖尿病人所谓的“消渴”，可能可以用这一类的药来治。但实际上，我们不会拿葛根来当润药。

因为“栝蒌”或是“土瓜”这些最后都是结出一个瓜，这些会结出瓜的药，像栝蒌根，是比葛根还凉的药，吃起来是冰冰的，所以栝蒌根磨成粉又称天花粉。栝蒌根在结果时，整个根中的淀粉都没了，因为被瓜夺走了，等到瓜掉下来了，根才会慢慢肥回来；而葛根常年都是肥的、有淀粉质的。

因为栝蒌根最后是结成一个瓜，栝蒌根从土中拉出的津液，会保留在人的胃里，所以栝蒌根的效果很像白虎汤，又凉又润，因为津液是留在中焦脾胃的。

可是，葛根怎么样呢？葛是结出细碎的小豆荚，所以葛根的种子称“葛谷”，是细细碎碎的种子，意谓着“葛”把水拉上去是往外推散的，所以它可以用来治感冒、解酒。因为喝了酒吃葛根，可以把酒的这些湿热拉上来、推散掉。

但是，滋润身体我们不会用葛根。它把水气拉上来以后，就容易把它推散，所以单用葛也可以治感冒。在用法上，单纯用葛这味药的话，它主要作用在太阳、阳明之间。当太阳区块水气不够时，人会干燥，病邪会转入阳明；而葛根会“赶快把水气抓回太阳区块来，挡住感冒，病邪进了阳明区块的，也顺手推回去”。所以张仲景对于太阳病要转到阳明病之间的情况，会用葛根汤来医疗，是因为它能从阳明把水气拉回来，挡住病邪不让它进来。

单用葛的话，还有个古方，如果感冒是一开始就发燥热，就赶快用四两的葛根，加一把豆豉，煮了吃下去。因为豆豉是能把肾水之气蒸上来的药，黑豆入肾——单一个生黑豆会把入肾的气吸走一点，所以黑豆并不补肾，但如果把它发酵成豆豉，就好像能把肾里面的水气发酵上来一样，将来讲到栀子豆豉汤时，会讲到这个药性。把肾里的水气拔上来，而葛根也会把水气推上来，这样就可以一方面润身体的燥，一方面把感冒推出去，这是葛根的用法。

“身大热。”如果感冒开始往燥热的方向发展，是有可能用葛根的。

“呕吐。”治疗呕吐就不是绝对用葛了，仅是《伤寒杂病论》里面，治呕吐就很多不同的方。“吐”有很多的病机，所以我们不能说什么呕吐都用葛来治。那葛治什么呕吐呢？因为葛是一个凉润的药，如果那个人是胃有热的呕吐，称为“卒呕吐”，就是“忽然呕吐”，有时候，吃一点葛粉，或是葛汁，可以清胃里面的热毒。这个症状偶而出现，不是慢性的体质病，而且小孩子多见，大人的话，胃都已经冷掉了，比较少见。

“诸痹。”这个诸痹，硬要说，可说葛根可以通畅阳明区，阳明主人的肌肉，肉通了就不会有痺，但实际上，说白了，人后脑勺僵硬，可以治到，其他地方，葛根治不到。《神农本草经》就是这样，它如果讲的是“诸”这个字，不是“百”，就是只治几种。

“解诸毒。”解“诸”毒就是只解几种毒，但不是每一种毒都解，每一种都解的会写“解百毒”。

古时候，葛用来解什么毒？解很多毒。但它能解很多毒可能不是因为它的药性特别宏伟，而是因为它在古时候是“很容易得到”的东西。就像是治烫伤，可能用三黄粉效果很好，可是家里没三黄粉，用沙拉油擦擦也会好很多，这是因为手边有嘛。古时候，葛是一种既可以吃又可以作药物的东西，所以手边有，用它就会有很多发挥的空间，狗咬、老鼠咬、虫咬、蛇咬，都可以用葛去敷。但不一定是因为它特别有效，而是因为随手可以拿到。

如果单看它解什么毒特别强，可能是解巴豆毒吧。有些是又泻又寒的，比如，大黄吃了以后，热会被泻掉，肠子会变凉；还有一种又热又泻的药，就是巴豆，吃了以后，泻了后肠子会变热。张仲景用巴豆时，怎样停止巴豆的泻呢？那就是喝一点冷水、吃一点冷稀饭，才能让泻停下来。如果再用像葛根这样比较凉润的东西，刚好可以中和巴豆热泻。

“起阴气。”葛的这些主治里，就是“起阴气”这三个字最重要了。有些本草学者，在看历代的本草著作时，常常会觉得《神农本草经》有它很厉害的地方，比如葛的重要性“起阴气”三个字概括了。像是栝蒌，它可以滋润，有补津液的作用；可是葛根，它“不补”，却能“起阴气”，后代有人把它写成“升津液”，而且一定要写成“升”，不能写成“生”，不能认为葛根是可以补充津液的药，它不能补充，它只能拿原有东西，用在别的地方；它只能搬运，不能补充。葛根一般人吃下去都不会有副作用，但吃多了人会散气，还是会虚的，所以历代的本草之中都说，它是一个可以暂时用的东西，不是可以长期吃的药。当然夏天要清暑，用葛粉做成像绿豆粉的东西，有些店在卖，偶尔吃一点儿，那没有关系。

葛的药效很弱，张仲景用在桂枝加葛根汤里面，是四两起用，不像桂枝汤是三两一个单位。煮药时，要先用一斗水，就是十碗水煮葛根，煮掉两碗水，然后再放别的药，最后煮成三碗，分三次吃。它说“不须啜粥”，桂枝汤要喝粥来帮忙发汗，而桂枝加葛根汤不要喝粥，我到现在都还在想这是不是一个错误的注解。因为当初宋本在传抄时，就已经把葛根汤跟桂枝加葛根汤抄乱了，葛根汤是确定不要啜粥的，因为有麻黄，桂枝加葛根汤是不是要“啜粥”呢？那就很难说。因为葛根本身有一点发的作用，可以代替粥的作用。但是，其实，临床上，无论是用桂枝汤、桂枝加葛根汤，还是葛根汤、麻黄汤，如果发不出汗来，终究还是要喝一点粥的。所以要不要“啜粥”，是“教学上”的对比。实际上，用麻黄汤，喝一点粥也没关系。其余就如同桂枝汤的将息和禁忌，将息就是“帮那个人调养”的意思。其他该遵守的，比如说喝一次没有好，下一副要快点喝，时间间隔缩短，还有不可以吃什么，等等，就跟前面桂枝汤的注意事项一样，但跟桂枝汤不一样的地方，就是可以省掉那一碗粥。

至于，为什么要先煮葛根呢？还有，药先煮进去有效，还是后有效？是先提名先表决，还是先提名后表决？

像麻黄要先煮，我们能理解，因为麻黄比较厉害，所以煮久一点比较温和。可是葛根本来就不是那么猛的药，那它先煮的话，意义在哪里？

可能有一个意义是说“一个药先煮了，药性会发作得比较慢一点儿”，先煮葛根、后煮桂枝汤结构的这些药，这样的煮法，会让桂枝汤结构先发挥作用，发挥到一半的时候，葛根的药性才出来——会有这样的意思在里面。先让桂枝汤结构的药性出现，桂枝汤先从脾胃到营分、再到卫分，于是清到太阳经，然后葛根再从太阳经追上来。

桂枝汤走到太阳经是一个间接传递，葛根入太阳经是直接传递，所以让葛根慢一点点，这样跟桂枝汤刚好可以搭得上，我觉得以临床上吃药的感觉来讲，比较像这样。

二、关于解酒

《神农本草经》里面，还有葛谷：治下利十岁已上。其实是这样的，因为葛这味药能从脾胃把下面的水都拉起来，从头顶发出来，所以一个人拉肚子的话，吃葛能止泻。除非你的泻，是脾胃寒的泻、理中汤的泻，那不能用葛，这没有办法。理中汤的泻，是脾胃太虚寒、没有力量吸水，所以用葛也没用。葛根基本上是要一个人体质偏热的，比如刚才那个葛根黄芩黄连汤证的状况，那个时候，就真的可以感觉到葛可以把掉下去的水抓起来，然后推上去。

但是葛谷的“治下利十岁已上”，十年以下要用葛谷吗？

对不起，这一类的久泻，我觉得经方可能是用乌梅丸，或是民间偏方用鸭胆子包在桂圆肉里面吞，各有各的意义在。那种真正常年都是软便或是稀便的，我想用葛谷来医的话效果不一定会很好。古时候大家都找得到葛，所以随手就用，可是现在的话，我觉得就不用特别去找它来用，经方里面有临床上效果更确实的方可以用，所以葛谷，知道它有某种意义就好了。

好比说解酒，后来有个时方称“葛花解酲汤”，有没有听过呢?

这里也顺便提一下我们对于“食物中毒”的一个看法。

如果习惯西医的观点，大概就会觉得“中毒了，就是要洗胃”，认为毒一直在肠胃道，要把它清掉才对。可是我们觉得，如果吃了鱼虾蟹过敏、发了疹子，这个现象好像是在告诉我们，对于很多毒，身体的抗毒方式，都是往皮表推去，想让它从皮表散出去。所以要用药的话，就可能要吃发表的药，才合乎身体机能的方向。比如要去印度旅行，怕吃坏肚子，学中医的人常带的“藿香正气散”就是发表的药。

喝酒造成的毒，我们也认为可以往皮表去推散，所以呢，葛字辈的葛谷、葛花、葛根都可以，加一些从脾胃往皮肤推的药，就可以把酒解掉；要用葛花解酲汤也可以。如果要用一般单方的话，葛根粉、红豆粉、绿豆粉，一比一比一，喝酒前用冷水吃一汤匙，这样也可以。要千杯不醉的话，经方的葛根黄芩黄连汤也是很好的挡酒方。解宿醉要用三黄泻心汤，因为残留的酒气已经入里了，就不必发表了，用清湿热、解肝毒的药就好——大概意思是这样。

但是葛花解酲汤这个方子在创制的时候，是说，要这个方子解酒，一定要加人参，因为这方子在散酒气时，也在散人的元气，所以不加人参会伤元气、会虚掉。基本上，这类解酒方都有共同的“警告标语”，叫人不可以滥用。有恃无恐而放胆常常喝酒，你会被这个方害死，因为喝不醉，所以就乱喝。

偶而，一年一两次的那种推不掉的应酬，像知名公司的晚会，不去又不好意思，去了又被灌酒；尾牙、春酒各一次，顶多这样，平常以少喝为原则。

这里又遇到经方派的小问题，就是：我们说葛可以解酒，但后面有条文说，一个人如果常喝酒，最好不要喝桂枝汤，因为桂枝汤和酒加在一起，湿热会淤在一起变成化脓的症状。

喝了酒不可以喝桂枝汤，葛根又能够解酒，这么说来，喝了酒又感冒，可以用桂枝加葛根汤吗？答案是不可以。元朝的朱丹溪（或者其他人），在那个时代他们所用的方法是，遇到喝酒的人，桂枝汤里会再加一样东西，叫枳椇子，将来讲到这个再讲，加了它可以把酒性在肚子里分解掉，这样的药才能让桂枝汤继续发挥功用。

如果用桂枝加葛根汤的话，那个酒气还是会被拉到药性会走的路上去纠缠到一起，把桂枝汤的药效破坏掉。因为它的路子不一样、路线不一样。

三、引邪入里？

还有，在葛的用法上面，因为它是一个有点像抽水机的药，所以历代医者在谈到葛的副作用，讲到解酒时，会有人说葛这东西会散人元气，因为它不是结成一个瓜，是结成细碎的种子，所以它是散的，元气会被它打散掉。

另外有人说葛吃多了会“竭胃汁”，吃太多葛，消化系统的液体会被抽到干干的。胃指的是什么？消化道里面，凡是两头空的是“腑”，这些腑里面的液体，属于胃汁；若是脾，就是“脏”里面藏的“精”，那是别的东西。我们说柴胡会劫肝阴，就是柴胡吃多了，肝里面的血液会越来越少，这是柴胡的副作用。

我们刚讲到葛时，看到一件事，就是葛可以帮助我们把太阳经本来要转阳明经的邪气打出来，它有这个功用；然后，它以脾胃为中心轴，把水气推回太阳经。可以看到它其实是一味从里往外推的药。可是呢，因为葛根在张仲景的方里，用来挡邪气入阳明。后代有些医者就说，葛根会引邪入阳明，说感冒刚开始时，不可以用，否则会“引贼破家”，不可收拾。听说这是张元素讲的，可是我们现在找得到的张元素的著作，都没有这句话，张元素的著作只是说“不可多用”，否则会损伤胃气。是后来王好古的书里面，“引述”张元素讲的，说这本来是阳明经药，用多了就会“引贼破家”。也因为张元素是时方的代表人物，乃至于后来的时方派多多少少都守这个禁忌，变成感冒在太阳病初期，尽量不用葛根。这类的思考，比如说柴胡，临床上李中梓也说柴胡会引邪入少阳，其实柴胡也是从少阳往外推的药，也没有引邪进来的问题。

会有这种误解，是因为后世中医的归经理论过度扩大化，一旦说它“归”什么经，就反射性地以为“它会把什么东西都拉到那条经”。

在时方派，对于柴胡也好，葛根也好，都下了这种奇怪的封印，变成后来时方派的医生在感冒初期时，不太会用柴胡和葛根。到了清朝初年傅青主、陈士铎治疗感冒初期的方，又有柴胡又有葛根，学时方起家的医生看到这个方，反而会觉得“这些方子好像是乱来的，不是说不能用的吗？”，会有感觉上、哲学上的冲突出现。

那我想，我们既然在学习经方，桂枝加葛根汤确确实实是感冒初期可用的药，如果同学自己读书，读到时方派的本草书籍，读到感冒初期不可用葛根之类的说法，要晓得这件事情是这样的逻辑之下产生的。临床上如果要开经方的话，不需要守这种规矩。

四、后颈僵硬用葛根好吗？

桂枝加葛根汤因为它治后脑勺僵硬，跳开感冒这件事，我们可以再问一个问题：有些人每天坐在电脑前面，公司吹着冷气，后脑勺很僵，是不是用这个方可以医得好呢？

有机会，但这“机会”关系到几件事：

桂枝加葛根汤，平常用配方颗粒会不会有效都很难说。因为葛根的药性比较弱，所以它基本上是一个重剂量的药，就好比说桂枝汤如果吃配方颗粒，少的话1.5克，多的话5克，通常桂枝汤该有的药效都会出来。可是要做一个配方颗粒的桂枝加葛根汤，我们用桂枝汤5克加葛根1克，共6克，以配方颗粒而言算是很大包了，可是这样后脑勺会不会松，要看个人体质。因为葛根的药性比较淡，这个剂量不是人人都可以松得开。那么，临时这样用桂枝加葛根汤会不会有用呢？我想是平常就要吃一点，当你偶尔觉得后脑勺变僵时，去买点单味的葛根，用温开水吞点配方颗粒，有些人只要吃到0.4克就觉得后脑勺变温暖、微微出汗，松开了，这种人通常是练功的人、身体很通的人。有些人吃葛根配方颗粒吃到4克，才有点松了，每个人不太一样。葛根的这种效量，配方颗粒通常是很暧昧的。

如果在空调房间或电脑前坐太久，有些人抱怨后脑勺是僵的，肩膀都是酸痛的，这时候是不是可以用这个方呢？郝万山教授说在葛根治肩膀酸、后脑勺僵的时候，他用煎剂，生药材的剂量，一开就20～40克，一次起码要20克，不然的话不会有效。桂枝汤桂枝放10克，大约3钱，炙甘草6～10克，可是白芍要放30克，30克要用炒白芍或用赤芍，不然的话会拉肚子。葛根吃多了不会拉肚子，可是生白芍吃多了会拉肚子。为什么要这样做呢？他说跟桂枝相比，多出来的芍药，会跟炙甘草形成芍药甘草汤结构，可以放松肌肉、活血。然后他说，因为吹冷气、后脑勺僵的人，多多少少有一点风湿，所以用祛风湿的药，威灵仙，温和祛风湿；或是用秦艽，也是很温和祛风湿的药。元朝李东垣有一个秦艽白术丸，是祛肠风来治痔疮的，威灵仙和秦艽，都可以放到10克。他说如果肩膀酸、后脑勺僵，通常也会有一点血液循环不好的感觉，要补血和活血，可以用鸡血藤，放30克，因为需要它补血的效果。郝万山教授还说，姜、枣可用可不用，不过这基本上是治肩膀的药，不是治感冒的药，所以不太牵涉姜、枣的药性，临床上这样的效果不错。

今天拉拉杂杂跟同学说治肩膀酸痛的方，其实是在跟同学讲基本的加减，这种东西不必觉得很伟大而一字不可改动，其实同学可以随便调整。像是如果有风湿扛在那儿，让葛根的药性通不上来，你不想用时方的祛风湿药，加一些经方的麻杏薏甘汤也是可以的，效果有时还强一些。

但是同学要知道：这个方子吃下去，“确定”肩膀会松、后脑勺会松吗？

对不起，不能确定。因为我们今天的人肩膀酸、后脑勺僵，如果只是局部受一点风寒、气血不通，那用一点以葛根为主、祛风活血的药，是有效的。可是有很多肩膀酸、后脑勺僵的患者，是因为命门之火不够，水气上不来，我们在中医基础课上讲过椒附散，补命门之火，蒸动水气上来，才是一个治本的方法。所以，这种药吃了三五副也没效的时候，就要考虑是不是命门之火不足，把一把右尺脉是不是很虚弱；命门之火没有时，右尺脉有时也会很浮大的，整个浮上来是虚的表现，右尺脉要又沉又稳，才是有力的肾。

像陈助教公司的老板，是单亲爸爸，要照顾小孩，又要经营一家公司，真的很累，压力很大，他的肩膀时常酸痛。有一次我们就问他：“你要不要回家灸关元看看？”他灸了关元后，一夜之间就好很多。所以，如果是命门之火不够的话，就灸关元，如果吃药的话，是吃真武汤或附子汤，以后我们会讲到的方子，补肾阳也是一个方法。凡是关系到肾的能量要好起来的，会与平日的为人非常有关系，最要紧的就是不要“失志”，这个不是吃药不吃药的问题。

讲到肩膀酸、后脑勺僵，其实“葛根汤”治愈的几率比“桂枝加葛根汤”还要高，因为它有麻黄，又通血又祛风湿。

但是，在治疗感冒的临床上，是桂枝加葛根汤证的，我个人不赞成直接就用葛根汤，因为多一味麻黄，当人体不需要它的药性时，它很容易把人搞虚掉。

而且葛根这味药还有一个问题，我们日后才会讲到，就是葛根到底入不入阳明经？三叉神经是人体足阳明胃经运行的地方，当你出现三叉神经痛的时候，用桂枝加葛根汤或葛根汤会不会好？这关系到葛根到底是不是确实是入阳明的药，从“太阳篇”的角度来看，会觉得葛根好像在太阳经上的表现多一些；可是，将来看“葛根汤”的医案时，就可以看到它治鼻窦炎、治乳腺炎、治针眼的效果，那就确确实实是牵涉到“阳明经”的病了。

我曾得过一次三叉神经痛，脸颊从下颌骨抽痛连到眼眶、头角，烦闷得很，说是痛死人也不会，但是心烦意乱的，严重影响生活。那时才晓得，为什么鼻窦的手术这么痛苦，效果又没什么把握，还有人咬着牙去做。天天这样脸发酸，果真是没法过日子……吃了一些葛根汤加桔梗的配方颗粒，鼻窦处滋滋有声，流了两天黄浓鼻涕，脸痛也就消了。原来中医的这个“阳明经病”还真是有些道理。连三叉神经病和鼻窦病都是可以这样互相置换的。

〔摘自二〇〇七年《伤寒杂病论慢慢教》
课程第一段第七堂〕

第二篇

寻找少阳区块

第一节　寻找少阳区块

一、柴胡剂的版图

关于柴胡汤，开始跟同学分辨主证之前，我想先说明一下我讲小柴胡汤大概的规划。

我在想，课上成这样，有些同学可能会怕，感觉这个课好像讲一辈子也讲不完。但我讲柴胡汤会讲得比较多一些，是因为我想借着张仲景的柴胡汤，把历代的一些柴胡剂都给同学顺一遍。

这有什么意义呢？这样说好了，我们现在使用的方剂大概有三万首，三万首方剂之中，柴胡系的方剂占了八千首，所以如果在讲柴胡汤的时候，能够把柴胡系的方剂总纲带过一遍的话，等于是帮各位把中医学整个版图中十五分之四都处理掉了。花三星期处理掉十五分之四，我觉得还不算太亏。

为什么需要这么做呢？这是因为，张仲景的柴胡汤，尤其是小柴胡汤，提示了后代医家柴胡剂的使用可能性。可是，反过来说，为什么后代的医家有小柴胡汤不用，要再去创出另外那八千种的柴胡汤呢？这一定是因为小柴胡汤有它不适用的地方。也就是说，小柴胡汤有它自己的适用范围，在其他的状况下，医家会照实际遇到的状况创造出更好用的方，比如说加味逍遥散、柴胡疏肝散等等。学这样一块版图，虽然要扫一遍时方的柴胡剂，但它也可以反证“经方的柴胡剂在做什么”，这样才容易决定在这么大的一个疾病类型中，什么主证要用什么汤，能让我们用得准一点。

今天的时间我们只能讲一点小柴胡汤的绪论，也就是少阳证的部分，我们只能介绍一小部分“少阳是什么”。比较详细的“少阳是什么”，这要等到我们连同《难经》《黄帝内经》，以及孙思邈关于胆、三焦、肝的一些说法一起整理出来，才能引经据典地处理“少阳是什么”这个主题。

在众多柴胡剂中，滋阴养血的柴胡剂其实比较偏当归芍药剂，柴胡只是点缀的，这次先不会讲到；这次先讲所谓“疏肝解郁”的柴胡剂，从傅青主跟陈士铎的方剂里面，去找出一个用药规律，等到我们熟悉了这些规律，之后读到其他时方的柴胡剂也会很容易理解。

当我在整理这些柴胡剂的时候，我跑去问了一些人，说“我想把这些所有的柴胡剂都比对一遍，这样同学就能理解少阳到底是什么”，但有人，比如我干爹，就告诉我：

“当年我在学柴胡剂的时候，我的老师不是这么复杂的讲法啊……”

我干爹说他的老师是这么讲的：

“肝气不舒畅，呈现在消化轴的，那是四逆散（宋本四逆散就是柴胡芍药枳实甘草汤）；

肝气不舒畅，呈现在血分的毛病的，是加味逍遥散；

少阳病，才是小柴胡汤。

……我的老师就这样讲而已。”

我听了之后，觉得：有道理！因为，历代的柴胡剂，从四逆散里变化出柴胡疏肝散、逍遥散变化出其他方。整个柴胡剂的推扩，大概不出这三种路数。

而小柴胡汤，治的是少阳病，所以历代从不把它列入“保肝药”，少阳病这个东西，跟肝脏没有太多的关系，甚至我们可以说，中医所说的肝气郁结、疏肝解郁、调肝保肝，跟这个实质的“肝脏”都不一定有太多的关系。

因为实质的肝，比如说，脂肪肝用“实脾散”，实脾散里面并没有疏肝解郁的药，脂肪肝是湿阻中焦，实脾散是真武汤的底。

肝忙不过来，毒性都化解不掉，我们要帮它排毒，让它轻松一点儿，可能用的是绿豆黄、蚬粉、半夏泻心汤，这里面也不一定有柴胡、芍药。

今天说的黄疸病，那总有机会跟肝胆相关了吧？对不起，张仲景把它分类到“阳明篇”。为什么会这样？因为造成黄疸的肝胆病变，那是消化轴（阳明区）的事情，搭不到六经传变的“少阳病”。也就是说，从这些疾病在分类上的归属，就可以概略地看出张仲景《伤寒论》说的“六经传变”是怎样在划分人体功能的区块的。而这和今日西医的解剖学，是相当不同的视角。即使是和中医领域的“五脏论治”比较，也是基于不同的基准点架构出来的。

所以说，处理实质的肝的时候，很多的病跟柴胡剂其实一点儿也搭不到，各有各的打法。所以仲景的柴胡剂，说是处理肝吗？不一定，实质的肝，有另外的打法；仲景的柴胡剂所活跃的，是另一个领域。

我觉得这个领域很难定义。因为，跟长辈在讨论少阳区块的时候，我们小朋友几乎讲什么都会被修理，比如说，少阳区块包含了胆跟三焦，我说："三焦是不是淋巴？"大人就会说："不可以说是淋巴，因为很多病，证明它不是淋巴。"

"那少阳是不是神经？"大人又会说："不不，不可以说是神经……"

二、少阳区块的胆与三焦

因为少阳区块是一个很特殊的区块，要准确定义它，恐怕不是容易的事情。说到肝的血分、气分跟柴胡证，还可以再加上神经疾患——就是柴胡龙骨牡蛎汤证中拆解出来的一大堆东西，比如容易被惊吓、恐慌，西医归类到神经的疾病，中医有可能从少阳区块去医。

首先我们来看，现在说的"疏肝解郁"这件事跟我们要说的少阳区块，有什么关系？

足少阳，是胆经；手少阳，是三焦经。

要疏肝解郁，为什么不直接走厥阴肝经呢？

这倒是一个很好的问题。因为直接走厥阴经的药，也存在啊，比如当归四逆汤、乌梅丸，或者是桂林古本的桂枝当归汤，这都是直接走厥阴经的药。真正的厥阴经的药，我们可能要讲到厥阴篇的时候才认识它，所以到底什么东西归到厥阴病，什么东西归到少阳病呢？我们可能讲了厥阴病再把它搞清楚，而厥阴病有许多东西是关系到实质上的肝。

那少阳病呢？它是胆经所管的区块、手少阳三焦经的区块，当它运行得顺畅的时候，肝气就会比较通畅，肝就会觉得比较舒服，所以它好像是“胆的顺畅度，关系到肝的舒服度”。那这有没有直接关系到肝脏这个脏器？我现在还不敢说它是绝对的，这是一点。

不过这也不重要。因为更要紧的是，我们需要定义出张仲景说的少阳到底是什么东西？这是需要去探讨的。

为什么所谓的柴胡剂衍生出来的很多方子，或者说少阳病，会关系到我们说的“郁”这个字？少阳病的特征就是人很“郁卒”，到底什么是郁？《伤寒论》所谓少阳区块的病，究竟是什么东西？我想这必须要讲到：

什么是狭义的少阳？

什么是功能的少阳？

什么是广义的少阳？

这三种少阳，让人听起来可能会觉得有点矛盾，好像“它如果是Ａ，就不该是Ｂ”才对；但我认为，这三种都对。我现在还没有能够清晰地去分辨它们对错的能力，但至少我们从不同角度所认识到的少阳，都需要和同学分析一下。

首先，我觉得最标准的少阳还是要用《内经》来说，《内经》说的少阳很单纯，就是足少阳胆经。足少阳胆经从头到脚环绕人的侧边区域，这个少阳胆经经过的穴道、管到的东西，会让人觉得“它是人体最爱管闲事的一条经”：它好像一个爱管闲事的人，所经过的重要穴位，每家每户都要去串个门，它经过人体所有平常不太有直接对话的重要脏器，把它们串联在一起，的确是人体的爱管闲事之经。

三焦，我们用一个最模糊的认识来说，像是人体里面有一个很大的“腑”，这个腑是什么？是贯穿人体所有五脏六腑的一张网子，好像把五脏六腑全都网在一个笼子里，或者有些好像“五脏六腑是结在三焦这棵树干上的果实”一样的感觉。至于三焦是肉体的存在，还是灵魂的存在？这个是有争议的，我们姑且不论。

所以就发现：“手少阳三焦这个东西很好用！它每一家都会经过，我要知道什么事，它都会告诉我！”所以足少阳胆经跟手少阳三焦经就会有紧密的联系。我们经方中医的世界里，称三焦为足少阳胆经的什么？叫“少阳游部”，是足少阳胆经在各处装设的分店或像监视器。所以，所谓的足少阳“经”病，临床上往往同时就等于手少阳三焦“腑”病。就是如果我们说三焦是一个腑的话，足少阳经的病和三焦腑病多半是一起发生的。

所以，即使张仲景的六经传变指的是足六经，我们要定义它，有时候也得连手六经一起算进去。

那么，从这个角度来看，什么样的病，叫作手少阳三焦腑病?

三、狭义的少阳三焦

狭义的三焦，就是《黄帝内经》里讲的“三焦者，决渎之官，水道出焉。”三焦这个东西，是挖水沟的官，它会挖出水道，这就是淋巴。

“三焦是淋巴”，是最形而下也最不稳妥的一个说法。

因为少阳胆经经过人的身体侧面，如果把颜料打进人的淋巴系统里面，会发现这些颜料全都堆在身体侧面的这个地方，也就是身体侧面的这个区块是淋巴最容易走的地方。而少阳经病，是通常伴随着这些地方的淋巴不通的。所以我有时候在临床上看到一个人，如果淋巴结一坨坨肿出来，若是急性的，小柴胡汤一剂下去马上就好，我一直以为小柴胡汤是清淋巴的药。

但这件事情上，我的认知可能是错误的。后来就有学过西医的人来纠正我，他就说：“淋巴这种东西，它自己是不会发炎的，淋巴会结块，那一定是别的地方在发炎。”也就是说，我理所当然地认为“小柴胡汤一下去，淋巴就扫干净，清三焦就是清淋巴”，可是事实上，人的淋巴不一定有什么可扫干净的，是血液在发炎，淋巴才会结块，所以小柴胡汤在这个事情上来讲，可能其实是扫血液，不是扫淋巴。它说不定是把其他东西扫得很干净，而“淋巴扫得很干净”只是结果之一。所以，以结果论来看，就会觉得淋巴就是手少阳，但这个说法，还是有争议。

当然，时方柴胡清肝汤之类的方子，治疗淋巴结小坨的“瘰疬”还是很有效的。若说“三焦等于淋巴”会太武断，但若说“三焦涵括淋巴”，说不定是可以的。

如果小柴胡汤果真是淋巴药的话，那治淋巴癌它应该会很好用，因为它力道很大，可是淋巴癌用小柴胡汤，并不见得好用。所以我们认为，专门治淋巴的药，跟“经方的柴胡剂”可能还是有一线之隔。

至于慢性的淋巴肿，那有可能是虚劳的建中汤证，而不是柴胡汤证。

经方之中，代表性的清三焦的药是柴胡汤，补三焦的药是《辅行诀》里的黄芪建中汤。（不能说是《伤寒杂病论》的，这两个黄芪建中汤是不一样的。《伤寒杂病论》里面的黄芪建中汤，张仲景不允许黄芪出头，黄芪的量放得很少；可是《辅行诀》里的大阳旦汤，它的黄芪是放得很多的。）

我们从《辅行诀》来看一下古代《汤液经法》的结构，这个结构看起来很美，怎么说呢？古方的世界里，小阳旦汤是什么？就是今天的桂枝汤，它的药味是桂、芍、草、姜、枣，《辅行诀》里的小阴旦汤是什么？是芩、芍、草、姜、枣。所以，桂枝一个温开的药，跟黄芩一个凉性的药，形成一个对照。

桂枝汤治疗的，是表面受到风邪；黄芩汤治疗的，是里面有风邪，会肚子绞痛的热性下痢。如果桂枝汤在《辅行诀》里面再加一味饴糖，就是麦芽糖，它叫作正阳旦汤，这样的结构很像小建中汤。不过小建中汤的芍药有加倍，加饴糖的正阳旦汤，芍药不加倍，但意思是类似的，效果也差不多。

大阳旦汤和大阴旦汤呢？正阳旦汤上面，如果芍药剂量乘以二，有饴糖，再加黄芪五两之多，这个叫大阳旦汤，可能这就是古方世界真正的黄芪建中汤，黄芪放到五两这么多。如果是小阴旦汤，加上柴胡八两、半夏半碗，这就是大阴旦汤，也就是后来的小柴胡汤加芍药，所以张仲景的小柴胡汤，在古方的世界叫作大阴旦汤。以实际疗效来讲，大阳旦汤是最补三焦的，大阴旦汤是最清三焦的——是这样的一个对比。

颈部的“淋巴”结块，要一下子把它拔掉，小柴胡汤可以用，但是小柴胡汤有没有办法把它医到好？通常没有办法，要用补药，建中汤之类，或是柴胡剂再搭配补肾药，才能把它医到好，就是体质上的问题要建中汤才能调节，小柴胡汤只是把它清干净。但是虚劳的人，淋巴很容易堆东西的人，要先改善他虚劳的体质。

既然“三焦药”的柴胡汤或者建中汤，都或多或少地对今日解剖学说的“淋巴”有作用；而且，柴胡汤或建中汤所调节到的所谓“免疫机能”，也和淋巴的运作有高度的重叠性。乍看之下，好像三焦就是淋巴。

但是，如果我们回到中医的视角，却又会发现：中医说的“三焦”或是“少阳”的运作，仍有很多东西是“淋巴”所不能包含的。也就是说，如果以淋巴当作基准点来谈三焦的话，或许是一个不够完整的基准点。

比如说，前面在讲真武汤的时候，讲到过一点儿少阴病，那时候我说，扁桃腺发炎，常常是少阴区块虚了，从少阴治。

是因为当时我们班上大部分都是成人，所以这样讲。其实，扁桃腺发炎有另外一个类型，就是少阳病。如果这个扁桃腺发炎，发生在“小孩子”身上的时候，就要看有没有少阳主证或是建中汤主证。

怎么说呢？日本人在使用经方的医案里面，提到过一种“腺性病体质”，就是小孩子三天两头扁桃腺发炎、喉咙痛的一种体质。日本的医生会去看这个小孩是不是虚劳的体质，是的话就会开建中汤；或者是看有没有柴胡证，有的话就开小柴胡汤。如此就可以让这个小孩变成不经常扁桃腺发炎的体质。

也就是说，小孩子的扁桃腺发炎，好像不一定要算到“少阴”去，这是一个比较特别的状态。

之前有认识的学中医的朋友说，他的老师年轻的时候，扁桃腺很容易发炎，后来吃了夏枯草煮鸡蛋，就很少发炎了。我这朋友三十来岁，也照着这么吃，结果，感冒时扁桃腺照发炎不误。其实，像这一类的方子，就是典型的“儿童与青少年专用”的方剂，过了三十岁，就没效；过了三十五岁再吃，就更没什么可期待的了。

我们可以说儿童是“稚阳之体”，一个在发育中的人体，他的成长还没有完成的时候，很多问题可以从少阳治；但是一旦超过这个时期，扁桃腺发炎就是从少阴治了，发育中的儿童、青少年身上可能会有这个现象。

所以，这个儿童腺性病的体质，走三焦的药，或者建中汤，或者柴胡汤，会有用。这样可以体现出少阳的两个面的治法。

我们为什么说小孩子活在少阳区块呢？又为什么说这件事情和“淋巴”脱开了呢？这个话题等一下讲到“广义的少阳”再说明。

说完了狭义的少阳，在进入广义的少阳之前，我们要先讲一个中间的东西，叫作“功能的少阳”。功能的少阳，是一个学习经方非常重要的部分。

四、功能的少阳三焦

（一）四逆散（柴芍枳草汤）的功能少阳

什么叫作功能的少阳？如果用西医的角度来寻找所谓的少阳区块，足少阳胆经的病，人会郁闷，会心情失调，或者柴胡枳实芍药甘草汤证里讲的，胆气不降，所以消化不良，常常叹气；或者《黄帝内经》讲的，少阳有病，人会喜欢叹气、不讲话……这些所谓的郁闷，这里的“郁”字，到底是什么东西？我们先说少阳在西医里什么东西？是人体内脏的，自律性的——也就是不能用意志控制的——也就是神经和内分泌这一区块。怎么说呢？近代的西医发现，其实人体消化系统的许多脏器，都会分泌某种激素，去告诉另一个脏器“我的状况现在是怎么样”，也就是说，脏器与脏器之间，是会相互沟通的。那么这个沟通，如果是用神经的话，我们说它们是在打电话；如果是用激素的话，我们说是寄信，脏器之间是会互相寄信的。这样的一整套人体内脏互相沟通的机能，是西医所认识的领域里我们所说的少阳。

如果这个机能有问题的时候，人会怎么样？他的内脏会失调，怎么样失调？这个内脏在做这件事的时候，下面一个内脏不知道该做什么好，或者是两者做的事刚好冲突，所以一个人可能会“吃了饭就这里痛那里痛”，那他到了西医院去检查，什么病都没有，可是他就是这里不舒服、那里不舒服，这里闷痛、那里闷痛的，这就是身体自我沟通的机能有问题，所以会出现这些症状。

比如，半夏泻心汤证，虽然这也不是真的少阳，但它说的心下痞，是什么东西？用西医来解释的话，他们会这么说：人体内的胃酸是很酸的，所以从胃部要到十二指肠里面的食物，pH值在3.5左右，非常酸，我们的胃酸要流下去，经过十二指肠这一段的时候，我们的胰脏、肝脏都会分泌一些东西进来，让这些食物回复到pH 7.5左右的酸碱度，也就是说一开始从胃到十二指肠，是很酸很酸的，过了十二指肠以后，它会变成微碱性，不然一直流下去，就把肠子烧坏了。

那么，如果这个人的肝不好，就会来不及分泌一些东西让这些酸性的东西变碱性。这个时候，这个区段就会分泌一种内分泌素，去抑制胃的运作，也就是说，当十二指肠觉得它忙不过来了，它就会寄信去叫胃“先不要分泌胃酸，我这里已经忙不过来了”，于是胃就忽然间停止分泌胃酸了。

可是，胃里还有没消化完的东西啊？于是，这时候，这个人就会觉得胃闷闷、胀胀的，胃不知道该怎么办好。所以这个人就会在吃饭后一小时左右觉得胃闷胀、不舒服，这是人体内部信息互相传导有问题造成的结果。

这个要怎么医？治脾胃吗？不是的。这时候如果吃半夏泻心汤，以西医的观点来讲，它的成分是让肝比较舒服一点儿。因为肝是一个一舒服就自我疗愈能力很好的脏，所以让它舒服了，让它分泌出它该分泌的东西，人也就舒服了。所以说，半夏泻心汤以西医的角度讲，不一定是治脾胃，而是一个帮助肝脏变得舒服的药。

——我举这个例子是要说，人的内脏是会互相传达信息的，当这个传达信息的过程变得很混乱的时候，内脏就会开始失调。

这种状况发生的时候，我们说柴胡这味药的功能之一是帮一个人“调畅气机”，让这个人身体的气能够舒畅、不要郁闷。其实，我觉得以西医的“人体自我沟通系统”来讲，“郁闷”是有意义的，因为我们一般说一个人气郁不舒畅、吃东西就浑身不舒服，几乎就是一个柴胡芍药枳实甘草汤可以医得不错，或是用这个方剂衍生出的类似的方剂。

柴胡芍药枳实甘草汤在干什么？我们之前讲枳实的时候说过“提垂汤”，对不对？还有在张仲景的治疗妇人的方子里，有一个方子叫作枳实芍药散：一个妇人生完小孩之后，肚子绞痛，怎么办？肚子绞痛，经方一律是用芍药，对不对？因为芍药可以让收紧的平滑肌放松，那消化道的脏器是平滑肌、子宫也是平滑肌，所以都可以放松。可是为什么妇女月经痛，可以用小建中汤，而妇女产后腹痛，就要用枳实芍药散呢？这是因为产后的人，子宫是要收缩回原来的状态的，用了芍药就一直处在放松的状态，就不能复原了，那怎么办？加枳实。也就是说，芍药让平滑肌放松，枳实让平滑肌收缩，这两个药是互相帮忙，又不互相抵消的，所以它又能做到放松，又能做到收缩。

柴胡枳实芍药甘草汤里面也有枳实，它就好像在帮内脏做推拿按摩一样，该松的地方要松、该紧的地方要紧，大概是这样的。柴胡大概是以少阳区块为主要舞台，调和一个人的少阳区块也就是一般中医术语的“调畅气机”。

所以，柴胡剂调理的“西医所认为的少阳”是有意义的，能够让它变得比较舒服。我们也都知道胆结石的时候，柴胡芍药枳实甘草汤是非常有效的。胆结石也是由于内脏的气机失调才会产生的一个病——该怎么样的时候不怎么样，可能该吃早餐的时候不吃，然后胆汁就没地方去，放着放着就放坏了——都是关系到所谓调畅气机，就是人体所有内脏的互相沟通调节这样一件事。

（二）小柴胡汤的功能少阳

少阳区块还牵涉到另外一件事，就是“柴胡证”的少阳区块。

光是柴胡和甘草两味药，其实就已经构成了小柴胡汤的主结构了。因为小柴胡汤里的其他药味，都是可以换掉的，只有柴胡和甘草不能动。柴胡芍药枳实甘草汤也含有这个柴胡剂主结构。当然，古代《辅行诀》的小柴胡汤是没有去芍药的，不去掉芍药的小柴胡汤也有它的好处，它能帮到的事情会更多。

谈到一般说的“柴胡证”的调畅气机，也就得讲到小柴胡汤真正的主治，就是“少阳病”。

小柴胡汤所治的东西，我们称为少阳病。但我们不能说“肝胆之气郁结、内脏气机不畅，就要用小柴胡汤”，不能这样说！因为它可能可以，也可能不可以。小柴胡汤究竟作用在哪里？它的加减变化我们先不说，三两甘草、八两柴胡加在一起，这个小柴胡汤是要干吗的？这么大量的柴胡是在干吗的？

小柴胡汤所管的病症，我们先大概说一下：《伤寒论》的条文，少阳篇的一开始说了什么？“少阳之为病，口苦，咽干，目眩”，还有提纲的伤寒例：“胸胁满”“往来寒热，热多寒少”，这些是最粗糙的少阳主证。

首先，“目眩。”眼睛容易花，这不是个很好的辨证点，因为要开小柴胡汤，有昏没昏不容易拿来作为主要辨证点。

“口苦。”到底一个人为什么会口苦？我也搞不清楚，但是少阳病的人，口苦的几率是很高的，甚至只要出现口苦，我们就会觉得“这个人可能是少阳病”。但有没有可能不是？有可能，阳明病也可能口苦。那怎么分呢？

张仲景的六经病里有“六经病欲解时”的话，就是“病要好的话，是什么时候痊愈”，而这个也就标示了那个系统运作最旺盛的时间带。少阳病是清晨，阳明病是黄昏，所以如果这个人的口苦，是早上起来嘴巴特别苦，这是少阳病；如果是睡完午觉或要吃晚饭了，这个时候口苦，那是阳明病，很好分。所以单纯的口苦，或是早上起来特别口苦，通常可以定义为少阳病。但是，反过来讲，少阳病有没有可能“并不口苦”？也有可能的。所以使用柴胡汤的技术在于学会“抓主证”，正面抓不到，就换个方向抓别的证。

“胸胁满。”就是身体的侧面会觉得痛，或是压起来痛。我从前以为那个痛，大概是淋巴在发炎，后来才知道没这回事。我们中医的说法大概会是气机不畅，气不通，所以胁肋的区块会痛。

这件事情也可以说是一种来自体内的信号，就像我们很多内脏的反应是很迟钝的，像肝脏就不会痛，对不对？因为肝脏自己不会痛，所以都痛在别的地方，得了肝病就变成痛左胁或是痛右胁——因为这个脏不会痛，所以找别的地方替它痛，代偿性的痛。

内脏相关的失调，会在这个人的少阳区块出现不正常的

现象，可能是中耳发炎、眼睛红肿、偏头痛、胁肋痛、髋骨痛……等于是一整条少阳经在替它痛。这是少阳病的特征，胸部满闷、痛的感觉。

“往来寒热、热多寒少。”这是什么？真正的疟疾是热一阵、冷一阵，但少阳病通常不是那么极端，少阳病像是：烧一烧又不烧，烧一烧又不烧。

标准少阳病的“烧一烧又不烧”，通常是以“一天”为单位的，就像感冒已经好得差不多了，早上起床，自己觉得还不错，就去上班或上课了，然后，到了下午，发现又开始发烧了，赶紧请假回家，可是回家休息一下，烧又退了；而第二天又重复这样的状况。这种病后又烧起来的状况，在张仲景的书里面写过，归到小柴胡汤。

《素问·灵兰秘典论篇第八》：

胆者，中正之官，决断出焉。

《内经素问·灵兰秘典》的条文写道“胆者，中正之官，决断出焉”，这就是在说，人把身体的决定权交给少阳系统。为什么要交给它？因为它的情报最丰富，所以最有资格做决定，其他脏器没办法得到那么多情报，所以中医认为，胆经是“决定事情”的经，人体情报网的总合在胆经。

所以一个人如果是少阳病，胆经刚好被病毒攻击了，他的胆经和“游部”三焦腑弥漫着邪气的时候，这个人会怎样？他“看着自己内部的那双眼睛”被打瞎了，他根本不知道自己身体里面还有没有病毒，所以只好发烧看看，但烧一烧，又担心会烧过头了，于是又停下来；可是又觉得可能还有敌人，又再烧一烧……武侠剧常有的画面啊：武林人物被打瞎了，怕有敌人趁机攻上来，不都是拼命挥剑护身，或是向四周狂撒暗器吗？——少阳病这种间歇性的发烧，比较标准的是以天为单位，如果是一天内两三次的，那有可能是太阳病还有外邪没有逼出去，大概会是前面讲的桂麻各半汤。但桂麻各半汤的脉会比较浮，少阳病的脉会比较弦，所以还是分得出来。

但少阳病有没有可能一天发烧很多次呢？也有可能，因为少阳经受损的状态是不一样的。

前面这一串的主证，其实就在帮我们定义少阳病。

那么，主治少阳病的柴胡汤里面甘草和大量的柴胡，到底是在治哪里？如果用西医的标准答案的话，是下视丘。

人脑的下视丘可以说是自主神经和人体所有腺体的总开关，一共有九个重要的开关，比如说开了这个开关以后，身体会开始发烧；关那个开关，体温会掉下来。在论太阳、阳明、少阳的时候，所谓三阳经的世界里，有所谓的“开、阖、枢”的说法，就好像一扇门，打开这扇门，是太阳；关紧这扇门，是阳明；管这个开和阖的“门轴”，是少阳。

其实我一直都搞不清楚太阳的开、阳明的阖，到底是什么意思；但是少阳的“枢”，我们在治少阳病的时候，会特别有感受。会觉得就是这个人的开关坏掉了！

内分泌的开关、脏器的开关、体温的开关、协调的开关、免疫机能的开关……都在这里。而吃了柴胡汤以后，会有什么效果？它会刺激你的肾上腺皮质激素开始分泌，于是身体里面的类固醇增加，身体自动就会开始抗炎，抗炎会怎样？血浆黏度会降低，血就干净了，因为血浆黏度降低，血液的流动就会畅通，肝脏得到了营养，就可以保护肝细胞……它会造成很多“间接”的效果。

那柴胡汤“到底”在身体里面做了什么事情呢？对不起，目前化验不出来。

所以我们说功能性的少阳，是人脑的下视丘的开关。既然这个下视丘也关系到人的免疫，小柴胡汤现在被拿来干吗？被拿来研究是不是可以抗癌症、抗艾滋病。因为它可以让人产生一些抗体、T细胞之类的东西，产生一些人体对抗癌症、艾滋病最需要的东西。

可是这些研究都有极限，什么极限？就是：我们不可以说“小柴胡汤可以改善血液流量，于是就可以让肝脏细胞得到保养”，千万不能这么说！

小柴胡汤用了，对人会有好处，这只有在少阳病的时候，也就是人体开关坏掉的时候。否则的话，像日本人傻傻地拿它当保肝药在吃，结果吃到得间质性肺炎。会有这样的问题存在。

所以，经过了这么多的教训，我们会知道：小柴胡汤是用于少阳病，也就是少阳的主证出现的时候，人的开关“坏掉”的时候，可以用柴胡汤，它可以帮人体的这些开关“重启”。

现代科技让我们能做到对小柴胡汤最贴切的研究，可能就是下视丘的这个总开关。当然这也关系到所谓郁闷、压力的问题，因为要把人从交感神经的世界，切换到副交感神经的世界，也要靠这个开关。

人体的机制，最对得上小柴胡汤的机制，就是我们说的功能上的少阳。

《素问·六节藏象论篇第九》：

凡十一藏，取决于胆也。

我们说胆是六腑之一，“中正之官，决断出焉”，这样的说法，对于一个“腑”来讲，是一种很“尊荣”的称呼，怎么说呢？在我们对于五脏六腑的认识里，会觉得五脏里面藏精、藏神，也就是五脏里是有“情志”的，神魂意魄志、喜怒悲思恐这些情志是藏在五脏里的。可是我们论到六腑的时候，基本上并不会给六腑什么关于情志的东西，比如说小肠是“受盛”之官，就是吸收营养的官；胃是“仓廪”之官，是一个当仓库的官……基本上是没有什么人格化的描述的。五脏就不一样了，比如说心为“君主之官，神明出焉”；或者是喜乐出焉、谋虑出焉……就好像五脏里有一种“人格化的意识”在里面。胆呢，它是六腑里面很稀奇、最有人格化论点的一个腑。所以，相对来讲，胆在六腑里面特别具有某种重要性。中正之官，决断出焉，它的工作是什么？它是中正不偏的，所以它可以为我们的身体做决定，这是我们对于胆的看法。

身体里很多情报的网络，足少阳胆、加上足少阳胆的游部手少阳三焦，遍及全身的情报网，信息都往这里汇集过来，使得它有权力帮我们的人体做决定；用西医的讲法，就是我们脑部的下视丘，调节我们人体自主神经、内分泌等等，几乎可以说是总开关。在我们中医里面，这些功能也算到胆经的系统，比较“不精确”地讲，就是算到我们的“少阳区块”了。所以，十一脏要做什么事情，都要由胆来做决定，这在中医的临床上是可以验证的。所以我们姑且就接受《黄帝内经》的这种说法。刚刚说的体温调节那部分的内容，是少阳胆经的事情，少阳胆经好像是夹住我们大脑的一个东西，这个地方的情报会跟脑子的机能产生联属，吃了柴胡汤，少阳胆经一通，身体里面的情报就能够重新运行了，身体也就开始知道它要做什么了。

不过，一旦我们接受了《黄帝内经》的这种说法之后，就会想到：在西医眼中，是把胆看成一个什么东西呢？恐怕果真没当它是什么东西，随随便便就割掉了；然后那个人就变成《内经》说的胆病样样俱全，前面讲的少阳功能全部失调。

五、广义的少阳三焦

什么叫广义的少阳呢？我们之前提到，小孩子是稚阳之体，为什么说小孩活在少阳的世界？

狭义的三焦，就是《黄帝内经》里讲的“决渎之官，水道出焉”，挖水沟的官会挖出水道，那就是淋巴嘛。

但在《难经》里面，它就说少阳和“心主”是一样的，都是有名无形的，它们是形而上的存在。

刚刚我们讲的“功能上”的少阳，其实也可以说是形而上的存在，对不对？就是人体内在“运作”的总称，称为三焦，把身体的自我信息传递这件“事情”也称之为三焦。

上焦司“传化”，中焦司“腐化”，下焦司“气化”。

这是在标示一种“功能”（function），一种“所作所为”（deed），而不是什么“器官”。这个传化、腐化、气化的机能，当然是非常重要的。不过，现在讲“少阳”时，可以先置之不理；等我们讲到“虚劳”，再来看为什么说它非常重要。

而历代的医家把三焦指向什么呢？是指向一个膜网系统。清代的唐容川就说，人皮下的那层肥油、五花肉的部分、油网，就是人的三焦。其实，我们不一定能确定三焦这个东西是什么，就像我们说三焦是膜网，膜网是什么？那三焦又是什么膜网？一说“油网”，这个感觉，不是又指向淋巴去了吗？但这个“油网”也只是一个象征词，指的仍不是具体有形的东西。

我们中医的典籍都会说什么？都会说三焦出自于命门，也就是命门这个地方长出了一种叫作三焦的东西。我们用药或诊疗的时候，如果放下“有形的人体”这个观点，而接受《难经》里讲的三焦是“有名无形”——有这个运作，但没有这形体——假设三焦它是形而上的存在的话，当我们允许这个可能性的时候，三焦“膜网”会指向哪里？

——它会指向一个东西，就是我们在讲中医基础的时候说过的，命门就好像我们灵魂投胎的着陆点，这个灵魂要投胎，他已决定自己要长成一个什么样的人类，当然我们说的这个东西，西医的世界会说是“基因”，但我们中医会说这些信息是灵魂带来的。当灵魂带着这个信息从命门着陆的时候，命门就会开始分化出一层“膜”。这个膜是什么呢？我们可以说它是一个肉体的“铸模”，有一个“气场”在那里；也可以说是灵魂上有层模子，约束着我们的肉身要长成的样子。在人类身上不晓得科学研究做得如何，但据说植物长一片叶子之前，就会先形成这片叶子形状的“场”，然后才依着那个能量场的形状长成一片叶子，这是已经研究出来的。

灵魂到底有多大？我们不知道，我们只知道灵魂跟肉体是有“交界面”的，而这个交界面如果以肉体来讲，就在我们的表皮这边，有一层能量的膜，这层能量的膜整个扣住我们的肉体，而这个东西就是我们所谓形而上的三焦。

这个“灵魂的铸模”的观点，对我们的中医学有什么用呢？为什么要讲到这么玄的世界呢？

这是因为有了这个铸模的观念，很多跟中医相关的疗法，才得以存在。

这个观点有什么意义呢？如果，我们的灵魂表面有这么一层东西存在的话，我们就会看到：这个东西是我们灵魂的身体表面的“平原”，平原上面的高速公路、省道，就是我们的经络。也就是我们的经络和穴道，都分布于“广义的三焦”上面，而这对我们来讲有什么意义？

因为我们中医是一个以“阳”为主导的医学，阳就是形而上的世界。所以在我们中医的观点就会认为，先有命门，然后命门长出三焦，经络在三焦上面输布；而胎儿的肚脐这个地方把营养吸进来，开始凝聚成实质的肉体。

在中医的观念里是这样的顺位，会认为有形的脏腑，其实是三焦这棵树上结出来的果实而已，真正的树干、根本，是在形而上的世界——这样的一种观点。像《黄帝内经》，就非常凸显这样的观点。怎么说呢？

当外国人学我们的中医，只看到《黄帝内经》的时候，外国人会说：“中国人的医学，是如此地‘肤浅’。”——为什么说肤浅？就是“只在皮肤层面”。“人体明明那么多内脏，中国这些野蛮人，就在皮肤表面这里扎一下、那里扎一下，就说这样可以医，人可是有‘里面’的啊！”——用这样的角度看我们的中医学，就会觉得我们怎么这么肤浅：“开刀给他割下去，才是实实在在的方法。明明重要的东西都在里面，怎么可以在这么浅的地方，这里扎一针、那里扎一针，就可以医好它？”

这是因为彼此的视野不一样。在中医的世界里面，如果我们认为“灵魂的身体才是真正的树干，这些长出来的肉体的内脏，只是它的附属物”的时候，那我们为什么不治好那棵真正的树？为什么不在这里扎针？那棵活在另一个次元里、真正的树健康了，果实才能健康不是？这就是中医的观点与外国人的观点很不一样的地方。

所以我们会说要疏通太阳经、疏通少阳经、疏通胆经，会针灸的人可能用针灸就可以弄得很好，像我是不会针灸，就吃药。就像脚痛，痛在胆经上吃柴胡汤、痛在太阴经上吃理中汤，其实还是会套用经络的观念，这是一点。

另一点就是，几乎所有的经络都走在三焦膜网上面，这个三焦也就管理到我们很多的切换功能，一个人如果胆热，就会很爱睡；胆虚寒，就会不能睡。“胆热”跟“胆虚寒”这些象征词我们先不说，这个人能不能睡是怎么一回事呢？

我们人体有一种“自我侦测”的机能，比如说，不少老人家好像睡眠都很浅，睡一下就会忽然惊醒了，这个惊醒是为什么？有人研究认为，其实人体虽然在睡觉，但还是有一个监控的功能，虽然睡觉的时候心跳、血管收缩等都会缓和下来，但缓和到一定程度再往下接着缓和人就会死。老人家已经比较虚了，所以当这个“缓和”在身体睡着后开始加深的时候，他的身体的“膜”会警觉到：“再这样下去就要死掉啦！”要赶快把人给摇醒，所以人就会半夜惊醒过来。

又或者是，老人家睡一觉，第二天就没醒过来。最容易在半夜睡一觉就死掉的是什么时候？好像有一个统计说，是我们十二经络气血流注，从肝经流到肺经的时候。那个地方是人体十二经的危险关卡，因为我们肝经走到期门穴、走到尽头，就潜下去了，潜下去以后，它会从肺经的中府、云门那边再出来。这一条地下水道，如果没有足够的气的话，可能在中间就断掉了，所以如果十二经上的营气在这个时间断掉，人就走了。——其实，我觉得这也很好，当我们很虚的时候，睡一觉就死了，非常安然。——相反而言，大家有没有发现，有些人睡一觉会忽然醒，多半也就是在那个时候醒来？这种状态反而是常见的。不是失眠，可是就在这时候醒来，也就是说这一段，会最易引起我们说的三焦的注意。

三焦系统对于人体自我监控的功能，大概是就这个感觉。

那么，我为什么要特别强调这个“膜”的世界呢？其实也没有什么中医书很明确地告诉我们“它是一个灵魂的身体”，中医书会说是“膜网”，用比较隐晦的方法讲这件事，因为看不到，所以用一个象征物。但是我有这样的治疗经验，比如有同学练气功练得太认真了，平常不练功的时候都觉得气在身上窜，我帮他看到后来，觉得怎么搞都不能收他的这个气，我就问他：“打掉重练好不好？”他说“好。”我就开了《伤寒论》里面的柴胡加龙骨牡蛎汤给他。吃了一阵子以后，那些气就都不见了。而柴胡龙骨牡蛎汤，就是一个很典型的清膜网的药，当我们能把药开到三焦膜网的时候，这些在膜网平原上脱轨的列车就能一起扫掉。有临床上实际开药的经验，所以要提出这样一个“假设性”的区块，这是一点。

另外，在我们在讲五脏和情志的时候，提到一个东西，就是西方的心理治疗学派与中国的针灸学派结合以后产生的一个新学派。比如他们说，生气过后心灵的创伤会留在肝经上面，挫折的创伤会留在胆经上面，如何证明呢？他们就说摸一摸胆经的穴位，就可以唤醒过去因为挫折造成的心理创伤；摸一摸大肠经，就可以唤醒无奈造成的心理创伤；摸一摸肺经，就可以唤醒悲伤造成的心理创伤——这其实是我们学问的残渣而已，只是不知道为什么普罗大众好像都只吃得到残渣、都吃不到好菜——但他们这种做法，让我们证明了一件事，就是我们说什么情绪会伤什么脏，的确存在，而且这个伤，是形而上的经脉为优先，先伤形而上的经脉，然后实质的脏才受伤，是有这个发生顺序存在的：先形而上，再形而下。

他们的治疗是怎样的呢？有两个做法，一个是按足太阳膀胱经上的穴位，一个是按手少阳三焦经的穴位。据说当我们按在三焦经上的穴位，告诉自己“要把过去的某些创伤溶解掉”的时候，这些创伤就真的溶解掉了，也就是说，十二经脉，再加上任、督二脉的话，十四经脉的创伤，都可以由三焦经下指令去溶解，不然就是用太阳经。

就像前面说小孩子的体质是“稚阳之体”，如果我们对于三焦的假设是：“三焦是人的灵魂，形成了一个肉体的模子。”一个人的身体还没长完整的时候，他的能量一定是很密集地运作在这个区块的，灵魂那一边的能量，透过这个膜，分化到实质的肉体来。

所以在童年时代，你要治什么病，都可以从“膜网”下手，膜网搞好了，灵魂那边的能量过得来了，身体状况就戏剧性地大好起来。因为这段时间，他的这个模子还在大量使用，像是补三焦的代表药“黄芪”，《神农本草经》说它“主小儿百病”，你要治大人百病，它可没办法！等到人体都长好了，三十多岁了，这个模子就可以休息了，很多机制就不用运转了。所以在人的成长期，很多病可能要从所谓的三焦来治。

比如说，小孩子有很多莫名其妙的病，小柴胡汤其实都可以摆平；或者是小孩子各种身体的虚损，用一个黄芪建中汤，马上就统统都好起来；或是儿童容易扁桃腺发炎的体质也从三焦治，与治大人要从少阴治是不一样的。

当然，以西医的观点来看“稚阳之体”，那是对应到人体的“免疫之王”——胸腺。这个腺体，一旦人类的生殖功能发育全了，就逐渐退化掉了。那你如果要说“中医补三焦的药是在补胸腺”，我也不能反对。不过，其中的机制，好像今天还没研究出什么名堂。

一开始也说了，中医是“象征物”。用“象征物”来操作“真理”的技术，叫“巫术”。意思就是：你不懂原理没关系，会用就好。如果手电筒落到原始人手里，就变成巫术了。中医是比我们现今科学进度超前了很多的东西，我们的科技还不能把它理解得很透彻。所以，它最适当的名分，就是“巫术”，我一点儿也不赞成要帮它漂白、洗刷污名什么的，因为硬帮它这样搞，反而不诚实，反而是对中医的一种污辱了啊。它既然是这样的一种东西，我们就如实地承认它是这样的东西。可是，即使不理解，我也等不到五百年后科学进步了才来吃中药，因为我们现在就会生病。

另外，说得俗一点，如果我们人体灵魂的模子，是照我们刚刚讲的假设那样的话，那一个人的肥胖，不就是这个“铸模”松掉了吗？那古方的世界很清楚地可以看到，“补三焦”的方子是黄芪建中汤，那意思是不是说，黄芪建中汤会是减肥最有效的方？五两黄芪的黄芪建中汤，的的确确是一个补三焦非常强的方子，跟它类似的方子，陈士铎治肥人的补气消痰饮，也是很像这个结构的东西。

如果有人黄芪建中汤吃一年，吃得很勤，虚劳病都好了，但却没有减肥成功，这个假设不是就要被推翻了吗？究竟能不能瘦，恐怕就要看有没有同学是黄芪建中汤体质、刚好又是胖的，看看吃了几个月有没有猛瘦，有的话，或许就证明刚才说的假设是对的；没有的话，这个关于三焦的假设，还要再修正。

所以我现在是抱着这样的风险，战战兢兢地在教书。

〔摘自二〇〇八年《伤寒杂病论慢慢教》
课程第六段第五堂〕

六、少阳三焦：目前中医圈一般通行的讲法

之前讲的“我个人”对三焦的“假设”：“水道”“油网”或许和淋巴有关，这是一个“或许”。以功能来讲的话，它像是人体自主神经、下视丘管辖的那些功能，比如说消化道脏器之间互相传递情报的系统，神经、内分泌等等。形而上的

三焦，历代的医书没有直接说，只有“语感”指向的是“三焦是人的灵魂的一层膜”，这层膜是“真正灵魂的我们”跟“肉体的我们”之间交界的界面。

但是，我这三个论点，都不是学术界所认可的论点。

首先，“三焦是淋巴”这种话，只要说就会被人诟病，不可以这样讲。

而脏腑之间传递信息的系统，那是西医讲的，不是中医。

至于说形而上的身体、灵魂的膜，这件事情没有人看得到，所以不能讨论。

所以，我说的三焦，是我在临床上开药“暂时借用”的临时系统：假设三焦是这样的话，我开药就很容易。但是这些，并不是历来中医界所认可的三焦。

中医学术圈所认可的三焦学说，大概可以分为四大类：

一个是所谓的部位三焦，就是用古代经典里写的东西，去看它说的“上焦从哪到哪，中焦从哪到哪，下焦从哪到哪”，也就是认为我们的脏腑，上面一块叫作上焦、中间叫中焦、下面叫作下焦，这是所谓的部位三焦论。

另外呢，根据《内经》的说法，会看得出来三焦是帮助消化、吸收的，所以，第二个大家比较认可的三焦说，是所谓的“气化”三焦说——当然我说的“膀胱气化”其实也讲到形而上的身体去了——但是学术界所说的气化三焦，倒是没有那么复杂，可以说成是物质代谢的三个阶段，其间人体系统扮演的“功能”称为三焦。吃东西进来，吸收是一段；营养、能量输布是一段；废物排出去是一段。我们消化吸收的三个阶段，可以称为三焦，这是“气化”三焦说，以物质吸收、代谢的三个阶段来讲。

第三个学术界还算认可的三焦学说，是所谓的辨证三焦。什么叫辨证三焦呢？辨证三焦就是拿《温病学》当蓝本，因为《温病学》里说“温病是沿着三焦传的”：刚得温病的时候是上焦受风邪，然后开始往中焦蔓延，最后到下焦，然后病会怎样怎样的转变……所以，什么病是上焦病，什么病是中焦病，什么病是要用下焦药来医，用温病学的治病方法来分出三焦，依照温病学的辨证系统去划分人体的不同系统，用“生病”的状况来定出三焦的所在。当然，近代的胡希恕（以及其他很多人）对这个学说持反对意见，因为伤寒学派的人开药治病，种种有效的方法，都和这一套理论是互相抵触的。但也说不定，温病学中的某些理论，才真的是“高度假设性”的东西。如果它够实际的话，照理说，临床会很有效才对。

第四个就是基本教义派——《内经》派。《内经》派说“三焦是一个腑”。它是个什么腑呢？《内经》里说三焦之中，上焦这样走、中焦这样走、下焦这样走，我们就把这个路径当作是一个腑。

我之前所介绍的我所认为的三焦，只是我“自己以为的”在临床上面比较好用的一个逻辑假设，但它是不是一个绝对真理？我不知道。我只能说我用这个逻辑容易开药，如果你叫我用现在学术界那几种说法的话，那我不知道药要怎么开了。

我是觉得，我个人有我个人的看法，过去的医家或中医的研究者，也有各自的看法，“找一个折衷点”并不是做不到的。所以我们接下来，一同把古代经典的原文来过一遍，在读这些原文的过程中，如果发现目前有哪种说法不够完整的时候，有原始经典的原文在，大家也会有一个取舍的考量标准。

〔摘自二〇〇八年《伤寒杂病论慢慢教》课程第六段第七堂〕

第二节　柴胡证

一、终究还是抓主证

前面归纳了一下目前历代医家乃至现代的医学，对于少阳这个区块的假设。但是关于少阳，这些很玄怪的理论，讲实在话，也不过就是帮我们记忆而已。这些理论到底是不是真的，我们到今天还不知道。

我只能说，一剂柴胡汤喝下去，它会牵涉到人体的这些机制。

提出这样形而上论点的同时，我也明白自己不是什么有超能力的人，也看不到那个"形而上的身体"到底是什么东西。

中医历史上记载的最后一个超人是谁？是扁鹊，秦越人。相传扁鹊写的《难经》跟《黄帝内经》讲的三焦有点不一样，《黄帝内经》写的三焦就是水道，《难经》写的三焦就跟心主一样，都是"有名而无形"的。

《难经·二十五难》：

有十二经，五藏六府十一耳。其一经者，何等经也？

然：一经者，手少阴与心主别脉也。心主与三焦为表里，俱有名而无形，故言经有十二也。

《黄帝内经》《难经》这些经典里面一些跟三焦、少阳区块相关的句子，我对这些内容，是持有这样的看法：

我其实是个不太有能力直接去读《黄帝内经》的人。因为它没有给方子，而我又不太用针灸，所以我不知道它说的是不是真理，因为我没办法验证。唯一能做的，只有在读《伤寒论》关系到一点什么的时候，每次去看一点。

因为《伤寒论》是我们确定可以验证的一部书，如果《伤寒论》里有的观点跟《内经》是一样的，而我们临床开药，证明这个观点是正确的，那《内经》讲的就是对的。不然的话，《内经》我读起来，一直不太能够确定它是不是绝对的正确，没有给方子，就没有办法在临床验证它的观点。在临床的时候，要套用它的理论，会让我觉得有点怕怕的。所以我想《内经》是个我不敢“直接”触碰的领域，我只敢用《伤寒论》中确实可行的方子或医理存在的部分去“间接”触碰《内经》，把《内经》里在临床上确实可行的部分——而且只有药理相关的病机——一些小的片段，这样拿来处理。

虽然如此，当初在讲真武汤或更早的几个方子的时候，硬是这样读了不少引用《内经》医理的相关医案……这样读下来，这次讲小柴胡汤的时候，突然发现跟小柴胡汤有关的《内经》的内容，容易看得懂了。

以上是我们先用一种粗略的、很不精确的方法，先大概定义一下少阳。

当然，我上课的一些论点，也得很自打嘴巴地说，那也是一种暂时用来理解和记忆的，是我自己也不认同的“方便法门”，不算是经方的“真传”。

那真传在哪里？真传在“抓主证”，非理论、却实际有用的“操作技术”。

二、少阳主证提纲

今天我们就来讲什么是柴胡证，首先讲小柴胡汤这剂汤。有些比较复杂的条文，我们就留到之后再来处理。

与柴胡汤主证相关的条文，我们先看三之十四条、三之二十条，这两条根本可以说是《黄帝内经》的“热论”，三之十四条根本就是从《黄帝内经》抄过来的，这其实也是《伤寒论》和《黄帝内经》很明显的交会点。

有人说，张仲景的六经辨证，是讲感冒的六个层次，跟经络是没有关系的。可是我觉得，《伤寒论》学得越熟，越会感觉到张仲景其实还是很尊重《黄帝内经》的那一套。少阳病的确有牵涉到少阳经；太阳病也有牵涉到太阳经。只是张仲景所谈论的问题，是比“单论某一条经本身”还要更广泛的内容，不像《黄帝内经》讲的那样单纯而狭窄，张仲景的书有比较细部的层次。

【桂3-14／宋、例13】

尺寸俱弦者，少阳受病也，当三四日发。以其脉循胁络于耳，故胸胁痛而耳聋。此三经受病，未入于腑者，皆可汗而已。

三四日，是照六经的传法，通常是先太阳、再阳明、再少阳。它说，因为少阳经经过这些地方，所以可能就会胸部、身体侧面痛，耳朵听不清楚。

少阳病的辨证点，特征之一是“脉弦”，所以感冒的时候如果把到弦脉，那就要考虑有可能是少阳病。

每一个人的弦脉，以初学者来讲，得“自己跟自己比”，也就是这个脉，会比平常把到它的时候更瘦一点，但在瘦的同时，会觉得它也绷得更紧一点。

就像是太阳病的脉是整片浮起来——平常要摸到皮肤，再稍微按下去，才感受到它的跳动；而现在好像才贴到皮肤表面一点点，就感觉出它的跳动了，这就是浮脉——弦脉的话，我想也是自己跟自己比，就是平常摸起来没有绷成一条的，现在摸起来绷成一条了。但这个一条，也不能太沉，因为太沉就变成少阴病的“脉沉细”了，那就不是标准的弦脉。它还要有点力气，但那个力气，大概只是跟平常的脉象相比，“几乎感觉不出来的”强一点点，如果很明显比平常又浮又紧的脉，那大概就是麻黄汤、大青龙汤类的；如果是很有力又变粗的洪脉就是白虎汤一类的。

勒成细细一根、不太沉、不会比平常的脉没力——弦脉，是少阳病的第一个指标。

当病气处在身体夹缝之中的时候——少阳区块很像是身体里的夹缝（腠理）——当病气在腠理里钻的时候，就好像夹在墙缝里一样，所以就勒得变“弦”，是这样的一个脉象。

书里也给了其他的辨证点，少阳病专门的一个辨证点，就是：身体“侧面”或连到胸部会闷、胀或是痛。有的人是不摸不痛、摸了才痛；有些人是不摸也痛；还有的人是可以摸到有一颗一颗、硬硬的淋巴结跑出来……但是胸胁闷痛呢，有的时候是一摸外面就有感觉，就是身体外面在痛；像日本的腹诊法，就比较仔细一点，他们说要在肋骨的部位稍微抠进去一点摸，看有没有痛，有痛的话，就是少阳病了。这样抓可能会抓得比较仔细一点。

但大家要有点心理准备，少阳病的辨证是相当不容易的，即使是学医三四年的老手，在抓少阳病的时候还是偶而会失手。因为少阳病的辨证点，是东一点西一点的，有时候只抓一两个主证，会抓错。

所以我之前讲过，真武汤可以不要管它书上的辨证点，看一个“水毒体质”就好；但少阳病，刚好是相反的。小柴胡汤，是体质你不要管，就抓辨证点。所以小柴胡汤，是非常凸显出经方医学所谓“抓主证”的这个功夫的方子。

如果抓主证的功夫没有练好的话，小柴胡汤就会开不好。

但换句话来讲，小柴胡汤本来就是个积年累月之后，越开越好的方。所以，学了之后一年以内都开不好，这是正常现象。因为小柴胡汤这个方子，会随着辨证功夫越来越好，也越来越清楚什么情况可以用。

小柴胡汤，对体质，往往不太确定要对到什么体质；抓主证，用起来会比较有效。所以，柴胡汤也是中医某一方面的冠军——如果要叫所有经方交出履历表，“履历表最大本”的就是小柴胡汤。这个方，看起来简直是医过万病，是仙丹……但其实不是。

它医过的病，的确是种类最多；但并不是每种病都必定用小柴胡汤，是那个病刚好有小柴胡汤证，所以用小柴胡汤就医好了。如果不会抓柴胡证的话，看到小柴胡汤的相关医案，可能会觉得“一剂小柴胡汤就能走遍天下”，其实不是的，要有小柴胡汤的主证，它才会有用。

【桂3-20／宋、无】

传少阳，脉弦而急，口苦，咽干，头晕，目眩，往来寒热，热多寒少，宜小柴胡汤。不瘥，与大柴胡汤。

这讲得也很清楚，是非常标准的柴胡证。口苦是柴胡证很好用的辨证点之一，因为其他的病不太会口苦。唯一也会口苦的阳明病，又跟柴胡证的口苦非常好分：早上、清晨是少阳病的时间，下午、傍晚是阳明的时间。张仲景的这个说法，在临床上还真的很有意义。如果口苦是吃晚饭前最苦，就往阳明病想；如果是早上起来的时候最苦，通常八九不离十，就是少阳病。所以它是一个很好的辨证点，“脉弦”加“早上口苦”，就可以开小柴胡汤了。

咽干，是一个很烂的辨证点。少阳病会不会咽干？会。那为什么少阳病会咽干？我们讲柴胡汤之后，在阳明篇有一条相关的条文，还有唐代的医书的一些说法，会解释咽干的问题。但咽干却不是一个很好的辨证点。因为，太多其他的汤证也都咽干，所以即使是少阳病会咽干，它仍然没有办法提供我们一个断证的必要条件。所以，咽干，我们知道它可能存在就好了，临床上不容易仅借着“咽干”去辨认出是不是少阳病。

头晕目眩，也是柴胡汤证中存在而不好用的一个辨证点。柴胡汤证，往往会牵涉到西医解剖说的淋巴，淋巴关系到人体的很多水，这些水，包不包括耳朵里面管平衡的那些水？包括。所以当人淋巴不干净的时候，它的的确确有可能造成这种头昏的状态，比较代表性的少阳方治晕眩的，小柴胡汤可以；但临床上常常是温胆汤更好用，用半夏和竹茹，竹茹是竹子的皮，竹的膜网，一样可以把药性引入少阳。

不过，这里就出现了一个问题：同样是晕眩，有可能是五苓散证、真武汤证、苓桂术甘汤证、泽泻汤证……这怎么办？这就只好抓各个汤不同的、属于自己的辨证点，也就是遇到晕眩的时候，最好是能找到“另一个证明它是少阳病”的辨证点，如果找不到的话，柴胡汤用下去也未必会有效。

之前讲晕眩的时候，苓桂术甘汤、真武汤、泽泻汤、防眩汤的辨证点都讲过了，除了这些之外，当我们认识了少阳区块之后，就要知道：有一种晕眩可能会伴随其他明显的少阳证，比方说又晕眩又口苦；或者又晕眩、脉又弦——当然苓桂术甘汤的脉也会弦，但它是沉弦，而柴胡汤的脉是不沉的——所以，晕眩是一个可以用、但要找到其他证才能用的辨证点，不然没办法开柴胡汤。如果不该开而开，是有可能会吃坏的。

柴胡汤尽量不要开错。因为柴胡汤喝起来往往会给人一种错觉，大部分的人都觉得它很温和，所以就以为吃不对没关系，但实际上柴胡汤吃错了对身体还是会有影响的，虽然它的杀伤力不像麻黄那么明显，但也不轻，我们之后会讲到。

说到“目眩”，柴胡汤证有没有可能牵涉到眼睛？有可能。柴胡汤证牵涉到眼睛，是怎么一回事？我们治疗眼病的针灸穴道，有些穴道是在少阳经上，有的是在阳明经上，有的是在太阳经上，所以当这条经有病的时候，当然眼睛也可能会病了。所以，《黄帝内经》里有一段内容说眼睛痛、起红丝的时候，要看红丝从哪里长出来：

《灵枢·论疾诊尺第七十四》：

诊目痛，赤脉从上下者，太阳病；从下上者，阳明病；从外走内者，少阳病。

如果是从上面长下来的，代表邪气是从上面传下来的，是太阳经传下来的；如果从下面往上的话，是阳明经传过来的；如果是从外面往里面的，是少阳经传过来的。

这个眼睛红丝，不用管西医说是角膜炎还是结膜炎，看它从哪里长，就用哪一经的药。这样看这个红丝的话，是可以找出少阳病的线索的。

不过，现在我们在临床上看到的状况，眼睛红，西医说是急性角、结膜炎的病人，有的时候把脉，不是太阳、阳明、少阳的脉，他的肝脉是很沉的，那是肝里面太寒，所以肝里面的阳气被挤出来，上到眼睛里面烧，这个时候我们要破他的肝阴实，这样阳气才能重新回家，这是吴茱萸汤证。所以看老经方家出手治眼睛红肿，常常用吴茱萸汤。他们在辨证的时候，能够发现这个人具有肝阴实的状态——阴寒之气占据肝的状态——反而是吴茱萸汤比较有效。一吃下去，一般说的什么结膜、角膜炎就退了；一般中医照常规开清肝解热的药吃一堆还医不好。

别的地区我不知道，但在台湾，吴茱萸汤证的人非常多，因为吴茱萸汤证是很好“制造”的，只要多吃寒冷的东西，吃到胃发寒就行了。比如说每天都喝三杯浓浓的高山生茶，就有可能在一星期之内“制造”出吴茱萸汤证，因为它让胃寒了，通常胃寒了，肝也寒，这时候吴茱萸汤证就出现了。所以通常每天必喝生茶的人，因为胃太寒，容易患长年不能治愈的偏头痛，头痛又烦，烦得想去撞墙，这个“头痛而烦躁”，是吴茱萸汤证。“头痛的时候会想吐”，这个也是吴茱萸汤证。都是肝和胃已经寒到阴实了，这样的人其实是肝癌、胃癌的高危险群。所以现在说到《黄帝内经》讲的眼睛红，大概只能占到一部分的正确，如果看到血丝的确是从哪一经的方向来，通常照着那一经的药开下去会好。基本上太阳、阳明是葛根汤加味，少阳用柴胡汤，就可以处理得不错。不过我想要特别说明的是，《黄帝内经》那几句话之外，实际生活中还是有这些事情存在的。

“往来寒热，热多寒少”，这是柴胡汤证的特征之一。柴胡证的特征就是人会烧一烧又不烧，烧一烧又不烧，因为这样烧烧停停的，那个人会真的发冷吗？其实也还好，虽然疟疾的打摆子，还是有机会用柴胡汤医；但是少阳病的“往来寒热”的“寒”，并不是像疟疾打摆子那样的冷到发抖，通常顶多冷到桂枝汤证等级的怕冷而已。基本上少阳证是一个比较偏热的证，寒热比较并不均等，它是“热一热不热”“烧一烧又不烧”的这一种，所以比较偏到热证这一边。

基本上这是一个很好的辨证点，能最清楚看出是少阳病的，是感冒好得差不多了，觉得早上起来不烧了，可以上班了，结果在公司觉得越来越烧，到下午又烧起来，这样子以一天为周期慢慢烧起来的，是比较标准的少阳病。

标准少阳病，如果跟以前我们讲的桂麻各半汤之类的各半汤系相比的话，就会看到各半汤的烧，是“日二三度发”，因为正气已经把病邪逼到体表，想“赶快把它打掉”，就比较积极地在打，所以烧的次数稍多。一天烧两次三次的是各半汤；一天一次的是少阳。

不过，如果烧一烧觉得冷，烧一烧又觉得冷，是一天四五次的，那又多半算是少阳了，各半汤证没有那么琐碎。烧四五次的，那是因为调节体温的中枢真的已经关机了，所以一天会“烧一烧又不烧”那么多次。

所以就是一天一次或是一天五六次，这样的冷热交替，是柴胡汤证。

那么，一天两三次的，有没有可能是柴胡汤证？有可能。所以有时候只以发烧而言，跟各半汤证很难分辨。那怎么办？我们可以不要只用“烧”当唯一的辨证点，像各半汤的脉，一定是像桂枝汤或是麻黄汤的脉，是整片浮上来的；少阳病的脉就是比较弦细的，再加上有没有口苦、胁肋不舒服，多一两个辨证点，就可以分出来了。

这些都是对少阳的症状的基本认识。

三、少阳病的四个特征

接下来我们看：

【桂7-68／宋96】

伤寒五六日，中风，往来寒热，胸胁苦满，不欲食饮，心烦喜呕；或胸中烦而不呕，或渴，或腹中痛，或胁下痞鞕，或心下悸，小便不利，或不渴，身有微热而咳者，小柴胡汤主之。

小柴胡汤的这条条文，有四个大主证、七个小兼证。我

想，我们能够抓到四个大主证就好了；七个兼证，等开药时遇到了，再照书抄方就好，不要把自己脑袋搞得负荷太大。四个主证我们要记得，最好会背；其他的兼证我们依稀有个印象，生病了再翻书就好。

那么，这一条它说“伤寒五六日，中风”，这是很单纯地在说：伤寒或中风，又过了几天——这其实是在说太阳初感，对不对？因为只有太阳初感的时候我们才会伤寒、中风分那么清楚；真的已经转成完全的少阳病、阳明病，就不需管是伤寒还是中风了。所以讲到伤寒或中风的时候，这句有一个“提纲”的作用，就是它所讨论的，是“太阳病中的少阳病”。

这是什么意思？因为，接下来有条文会说：“柴胡汤的主证，抓到一个就好，不必都有。”这种话其实也要以太阳病中的少阳病为前提才能讲。因为如果是独立的纯少阳病的话，不能只抓一个主证，那样会不准，这一条的前提是：太阳病里的少阳病。所以，它没有说“脉是不是弦脉”，因为这条在临床上，基本上不关系到脉，因为脉一旦变弦了，就很容易认出是少阳病的柴胡证。

柴胡证有一个特征，就是它常常是混杂在太阳病、阳明病或者太阴病之中，所以脉象往往还是太阳、阳明或者太阴脉，这个时候还是要抓主证，才能决定是不是用柴胡汤来治。这是柴胡汤证的一个特征，一定要先知道，不然你只是期待一个完美的少阳病出现，这真的很难遇到，因为它常是混杂型的。

历代医家，对于小柴胡汤证、少阳病给的四个特征，第一个叫作“经腑同病”。

历代的注解家，在分析太阳篇也好，阳明篇也好，他们都会觉得太阳篇、阳明篇有一个排列的方法：

比如太阳“经”受邪的时候是桂枝汤证、麻黄汤证等等，怕风、畏寒之类的症状。

但是这个邪气传经传到实质的“膀胱”，有很多不好的能量聚集在那儿的时候，可能会小便解不出来，所以历代医家有人就认为五苓散证，是一个膀胱腑那里有邪气的“腑病”——当然，伤寒学的“膀胱”指的是整套的泌尿系统，而五苓散证是全身水循环的问题，不能只说是病在一个局部的膀胱腑。全身的水循环功能以及排尿时所发生的“气化”这件事，都看成和膀胱腑相关。——另外像桃核承气汤证、抵当汤证，那是小腹、膀胱周围瘀血，历代中医就推测说：瘀血瘀在那里，一定是因为膀胱腑周围有很多邪气，才把血烧得瘀在那个地方。所以他们会认为五苓散证、桃核承气汤证或者抵当汤证，是膀胱腑的病，就是肉体的膀胱位置的病，所以，我们一般会习惯说太阳病有经证和腑证，经有经的治法，腑有腑的治法。

同样地，当病邪走在足阳明经上的时候，是白虎汤证或葛根汤证。可是当它入了手阳明大肠腑，里面结出硬的大便，白虎汤也就没用了，要用承气汤把大便冲下来。所以阳明病也很清楚地分成经上的病和腑中的病，经上的病是比较形而上的，腑里的病是比较有具体东西的。所以太阳病和阳明病，都有这样的特征，甚至说少阴病，也有经病和脏病之分。麻黄附子细辛汤证是打少阴经，真武汤在救少阴脏（肾与心），朱雀汤（黄连阿胶汤）也救少阴脏（心），所以少阴病也有这样的特征。

但是少阳病是这样子：当我们的少阳胆经出问题的时候，

同时，就是我们三焦腑出问题的时候，所以胆经跟三焦腑是一起病的，所以一般说“经病再传腑病”；少阳病却往往是经和腑同步生病，所以说经腑同病，通常胆经有病的时候，淋巴上往往就摸得到肿块了——少阳病经腑同病的说法，是这样来的。

不过，经腑同病这个说法，有没有瑕疵呢？有的。

因为历代医家所研究的《伤寒论》是宋本，宋本的少阳篇里，没有桂林本里的柴胡芍药枳实甘草汤，柴胡芍药枳实甘草汤的症状，是直接指向《黄帝内经》里面讲的“胆腑病”，所以在我们桂林本的少阳篇里，是有一条专门在讲胆腑病，可是，在宋本是没有这一条的。一般医家如果用宋本去归纳的话，就会觉得“少阳病，没有腑病”，没有胆腑病，只有少阳经病跟三焦腑一起病的这个现象。

但实际临床上，是有胆腑病的。

就像临床上对付“胆结石”最有用的三个经方：大柴胡汤、柴胡枳实芍药甘草汤、柴胡加芒硝汤，这三个对胆结石非常有效的方，都处理到胆结石了，这样是不是可以说其实是有胆腑病呢？——胆经的病是小柴胡汤，胆腑的病是另外几个方——所以到现在桂林古本出来了，就让人知道其实还是有胆腑的病。

不过话又说回来了，古代中医，好像没有“胆结石”这个病名。我们的解剖学一直没有发展到这个地步。

肚子痛？有。剧痛？有。但是，胆结石？不知道。

所以到现在西医发现人有胆结石这个东西之后，我们再回头用胆结石去倒扣这些有效的中药方剂，才知道少阳果然是有

"腑"病的。如果没有西医发现胆结石的话，我们说不定也搞不清楚少阳腑病是什么东西。因为，如果没有"胆结石"这种认识当作协助，可能我们所知道的少阳腑病，就是自主神经功能紊乱，就是消化系统的信息传递失常，但这一样是算到三焦腑，不能完全地指到胆腑。所以，或许我们要谢谢西医发现胆结石，如此一来，少阳"经腑同病"的说法就被消灭了。

第二个特征，是说：少阳病的时候，人的气容易郁结不通，而在郁结不通的时候，会容易化火，也就是说少阳病容易因为郁闷，而造成三焦里面闷着有上火的现象。所以少阳病的用药，通常都会用一些有降温效果的药，像柴胡这味药就是微凉的，芍药也是凉的，枳实也是凉的；柴胡汤里的黄芩，也是标准的退火药。所以历代的医家发现：少阳病以体质来讲，在它的郁闷之中，会有变成热证的可能性，就是容易郁而化火，这是少阳病的第二个特征。

第三个特征，是说少阳病容易牵涉到痰饮、水。少阳病一旦病起来的时候，我们的淋巴系统往往会跟着堆不该堆的东西。当然严格地划分，淋巴系统会堆东西或肿起来，那问题往往是在血液里面，而不是淋巴里面。但我想我们只看结果不看过程，当身体里面有水的代谢问题、被塞住的时候，少阳病是常常牵涉到这个现象的，所以少阳病往往会摸到淋巴有些肿块，那么这些在那里不能动的水，算不算痰饮、死水呢？我想当然是有可能的，所以少阳病往往牵涉到痰饮证，像小柴胡汤就用到半夏，加减法中有牡蛎壳，也有栝蒌，都算是去痰药。

痰饮这个部分，我想我们以后推扩到其他方剂的时候，比如说柴胡龙骨牡蛎汤、温胆汤，这些方子更会让人看到少阳区的痰是如何在影响人体的。

第四个特征，是容易跟太阳、阳明、太阴合病，柴胡汤要抓主证，阳明、太阴篇一些比较复杂的条文先不讲，我们目前只讲最简单的。

那些比较复杂的条文，很像是张仲景要我们在一堆太阳或阳明或太阴的框架里面，去挖出来什么归少阳、什么不归少阳，是一些比较有难度的辨证点。但是在张仲景的《伤寒杂病论》这部书里面会看得出，张仲景对于柴胡汤的辨证，是用一种特殊的方法在着墨的。什么着墨的方法呢？就是：“它是一个太阴病或者太阳病或者阳明病，如何在这些‘别的经的病’里，找到柴胡证的痕迹？”辨证要辨得好才行。

临床上开柴胡汤要开得好，辨证的功夫要在这里多做一些不一样的训练：“从别经的病的主证框里挖出柴胡证。”今天的这个六十八条，就是要在太阳病里找到柴胡证。

四、太阳病柴胡汤证辨证要点：找出太阳中的少阳

前面一开始我们从标准的少阳病开始介绍，口苦、咽干、往来寒热、热多寒少，但是真的生病的时候，少阳证没有那么好抓。

六十八条实际上的用法是像这样的：

脉浮，觉得身上热热燥燥的，汗出不来，又觉得怕风、怕冷，有点咳嗽，这是葛根汤证嘛！可是怎么葛根汤吃了没好？又过一阵子，觉得嘴巴好像有点苦苦的，想到：“会不会是少阳？”结果一吃小柴胡汤，果然就好了。

或是，觉得脉有点浮了，手脚有点酸，桂枝汤吃了五克、八克都没好，怎么会这样？后来同事说要一起去吃饭的时候，发觉自己不但不想吃，反而还觉得："干吗要叫人家吃饭啦！我又不想吃！"有点儿生起气了？——"……这会不会是少阳？"

——这就是少阳病，当它跟别经的病混杂在一起的时候难抓。

我想我们学经方到现在，一定是漏掉了什么东西，明明是完美的桂枝汤证、葛根汤证，怎么吃了桂枝汤或葛根汤，却没有好？其实可能就是那时候已经混到少阳了，只是我们没有发现，所以不会好。

我觉得这条对临床而言还是很重要的，因为有时候我们觉得学了经方，怎么感冒吃了药还是没好？通常败在这一条上的情况还很多的，是因为它其实掺杂了少阳证，只是我们没有发觉而已。

所以，少阳病的主证是很讨厌的，除非是心力很敏锐的人，否则一般是很容易被少阳证糊弄过去的，所以现在我们要来讲，怎样"在太阳病中"抓"少阳证"，它是以太阳病为前提。这个身体感，如果我们幻想自己现在是麻黄汤证、青龙汤证，身体酸痛、怕风、咳嗽……那个状况之下，我们来找少阳病的症状。这就是这一条条文临床上的用法。

五、"太阳病"的小柴胡汤四大主证

第一个主证，是"往来寒热"。如果我们现在是葛根汤证，葛根汤证的脉是什么？太阳、阳明之间，脉是浮而长，然后觉得有点怕风，又觉得有点出不了汗，皮肤表面有点燥热、溻溻的——这是葛根汤证。在葛根汤证的情况下，又觉得："怎么感冒到现在，有种要烧不烧的感觉？到底会不会发烧啊？"这时候就可能是挂到少阳了，可能葛根汤就吃不好，要吃小柴胡汤才会好。这个主证是这样抓的：在确定自己感冒的前提下，发现自己的体温不稳定，早上起来觉得38.5℃要请假，到了中午觉得也还好啊，变成36.5℃，到了办公室发现又变成38.5℃——这样的往来寒热。

这是第一个主证，因为少阳区块牵涉到人的体温调节中枢，所以体温会处在"烧一烧又不烧、再烧一烧又不烧"的状态。事实上，我们也可以说，人的免疫功能要不要启动的开关也是少阳区块在管的，当少阳经这条经有病的时候，它自己也搞不清楚状况，变成打一打又不打、再打一打又不打，所以我们要从这些细节，去注意我们的身体到底有没有"往来寒热"，或是感冒的时候有没有觉得早上起来上班上课，到了下午开始发烧，回到家又退了，而第二天又如此……这个时候就是少阳了。但是其他症状可能是指向完美的桂枝汤证、麻黄汤证，可是都吃不好。

第二个主证是"胸胁苦满"。我们都知道，张仲景的"满"，都可以念"闷"，那胸胁苦闷我们之前已经讲过要怎么摸怎么抠了，它可以是侧面不压也有痛的感觉，或者摸了、压了有痛的感觉，或者是按到淋巴突出了一坨一坨的，或者是都没什么感觉，而从肋骨下往里轻轻一抠就有痛的感觉，这样都算。如果感冒的过程中有这些感觉出现，就要看看能不能找到其他的少阳证，如果有其他的少阳证的话，那就要吃柴胡汤了。

下一个主证是“不欲食饮”。这是怎么样一个状况呢？少阳区块的气郁结的时候，大概都是闷在身体偏侧面。身体侧面的气，要说是胆气也对，三焦气也对，肝气也对。一般所说的疏肝解郁、肝气郁闷的气，跟少阳病郁闷的气，其实是差不多的东西，所以我甚至没办法说得很清楚怎样是肝生了闷气的气、怎样是少阳病的气。

大概而言，一般的假设是：人体的气有一个网络。用形而上的观点看三焦的时候，会觉得三焦就是人的身体里一个气的流动的场域，这个场域是从膀胱、命门那个地方有能量升上来，然后经过所谓的三焦，汇聚在人的胸口，变成胸中大气，胸中大气凝聚够了，再透过肺的肃降力量，从人的身体前面走到脚，这个降下来的气的流动叫作“气街”。所以在古中医经典里，有句话说“三焦，其腑在气街”，三焦里的气，跟气街的气是一对的——三焦是相对的阴，气街是相对的阳。

正常来讲，肾脏的气有一路要经过肝胆区块，升上来到胸口，会合以后，再降下去。

而当一个人生闷气的时候，他的气会怎么样？

人在发脾气的时候，气会上冲；而“生闷气”呢？——觉得在办公室不能发飙，硬把它憋住——当我们把这股冲上来的气用意志力硬着憋住的时候，其实就等于我们把所有上来的气都憋住了，所以肝就会上火，肝脉就会跳得尖尖的。如果一有脾气就大爆发，肝脉不一定会变得那么尖；但是如果真的是“闷气”，肝脉把起来就好像“隔着一层布，有支圆珠笔尖一直在戳上来”，像沸腾的水要找出口的那种感觉。当我们把气这样闷住的时候，会是什么样的状况？——最好不要多受刺激，不然的话怕会爆炸——这时候人会有什么反应？是不是希望尽量不要跟别人讲话？尽量不要跟人有互动，免得忍不住发火？

生闷气时的这种感觉，刚好就是少阳经有病、气不通的时候，身体的状况是很类似的，所以得少阳病的时候，整个人的情志表现，就像在生闷气一样，我们可以说人是一种“物心不二”的动物，身体跟心情是会互相影响的。就像我们说少阴病的人“不想面对现实”也是一个辨证点，对不对？所以少阳病的那种郁闷不通的气，刚好会唤起人“生气而憋气”的身体感，自然会有那样的情绪反应。当然，肝气不通的人一定会肝乘脾，脾胃会被阻挡，所以一定胃口不好。这样的人要找少阳证，就是平常到了吃午饭的时候，都会跟同事一起去吃饭谈笑的人，但某一天找他一起去吃饭，他竟会嫌烦。这可能就是少阳病了。就是对于跟人讲话、一起吃饭这些事情的好感度比平常降低很多——这样的一种感觉。

接下来，我们看小柴胡汤证四大主证的第四个主证，“心烦喜呕”这一点。

首先，单说“心烦”，不一定要动用到柴胡汤。在这个汤证里面的心烦，我们说少阳病会郁而化火，所以这是上焦有热气闷着，影响到心神，人就会有心烦的感觉。但三焦郁火、上焦郁火在这里，单一味栀子就解决了，并不一定会形成柴胡证，所以上焦有火郁，要搭配“喜呕”这个条件，才能够形成比较像样的柴胡证。只说心烦，不能拿来当这条的辨证点，因为心烦的原因太多了，捞也捞不到柴胡证。

为什么柴胡汤证会心烦喜呕？不知道同学还有没有印象，我们从前看过的有些条文，说“张仲景用呕吐来标示少阳病”，为什么少阳这个区块的病，要特别喜欢谈到呕呢？

这是个在辨证上让人有点困惑的事。因为六经之病，都有可能呕的。所以本来我们不能把呕当作一个辨证点；但在张仲景的书里面，我们又可以看出张仲景很喜欢拿呕吐来标示少阳病。这个看起来有点矛盾的两件事，要怎么解释呢？

我们可以说，其他经病的呕，不见得是因为这个人的消化机能有问题。比方说太阳病的呕，我们说这个人是因为正气都出去了，跑到体表抵抗病邪，所以消化系统的能量空掉了，没力道消化，那就只好呕；或者，张仲景又说，如果是两条经一起得病，那一定会吐，因为两条经一起病的时候，抵抗力都忙不过来，就没有多余的力气顾到消化这一块了。这样的说法，其实也在说一件事：消化系统没有问题，只是因为身体的能量去做别的事了，所以整个消化系统就“死机”在那儿了。

又或者像阳明篇、太阴篇讲的，本身就是因为消化系统受邪，所以消化机能变差，那也会呕。

但是，柴胡证的呕、少阳区的呕，要谈到这件事情，比较方便的方式会是，先看第六十九条，因为这一条在解释少阳病的形成，我觉得从这个解释来看，会比较容易理解为什么仲景要这样写：

【桂7-69／宋97】

血弱气虚，腠理开，邪气因入，与正气相搏，结于胁下，正邪纷争，往来寒热，休作有时，嘿嘿不欲饮食；脏腑相连，其痛必下，邪高痛下，故使呕也。小柴胡汤主之。

服柴胡汤已，渴者，属阳明也，以法治之。

我们现在还在太阳篇，我们说太阳经受邪，这个邪气不是被卫气拦下来，就是被营气拦下来，卫气拦下来的是桂枝汤证，营气拦下来的是麻黄汤证，我们想一想是不是这样？所以，基本上太阳病的世界，是用“营”或者“卫”来挡病邪的，那如果营、卫都不够它打的话呢？其实这里讲的“血、气”，就有点在暗示之前讲的“营、卫”。

像这样的行笔，不止这里这样，张仲景讲阳明病的形成，也会说当人得太阳病的时候，如果津液不够，烧一烧、打一打，人就干掉了，干掉了以后，“太阳寒水”区域就稀薄化了，于是就转移阵地，跑到阳明去打了。也就是说，当太阳区不足以构成战场的时候，就会转移阵地。

“血弱气虚，腠理开，邪气因入，与正气相搏”。这里讲“血弱气虚”，宋本是讲“血弱气尽”，当气、血都不够用的时候，跟病邪交战就能力不足了，于是就“腠理开、邪气因入”。腠理是什么呢？张仲景杂病例有解释：“腠者，是三焦通会元真之处，为血气所注。”——身体里面元气的运转，是透过我们的三焦，在我们身体里面这些通气的缝隙——“理者，是皮肤脏腑之文理也”——“理”是皮肤脏腑的缝隙。所以，基本上“腠理”，已经在暗示人的三焦区块了，当血和气都不够、营卫都不足以形成战场的时候，它的确就有可能转移到我们身体营、卫之间的缝隙，也就是我们人体的三焦场域，就进入少阳区块了。进来了之后，就跟正气相搏。

“结于胁下”。以胁下这个区域为主，我觉得这也有道理的，刚开始受邪，总不至于是先往脚底去吧？虽然少阳胆经有到那里，但我想人感冒，应该是上半身先受邪，所以就会“结于胁下”。为什么会结于胁下？我不知道。但西医也观察到，如果我们在小老鼠的淋巴液里面注射染料，再去检查，就会发现这些颜料全都堆在胁肋这个地方，我们说不出什么道理，但它就是会堆积。所以要选战场，大概就会选在这个地方，因此这个人就觉得胁肋不太舒服。

“正邪纷争，往来寒热。”张仲景的这个说法，是在说正气和邪气一直打来打去，所以就烧一烧又不烧、再烧一烧又不烧，这是张仲景对于病机的思考。

后代的人大概就是从这些地方去揣测，说：正邪纷争的意思，就是推到太阳区块人就会恶寒，推到阳明区块人就会恶热，所以就说少阳是夹在阳明和太阳中间的一个东西，说它是“半表半里”，这当然也不是很正确的讲法。

但是，其实有的时候看这种条文，我们会放自己、也放张仲景一马。因为三焦区块是一个大家都搞不清楚的区块，如果张仲景在这种地方写得比较含糊，那也是无可厚非的事情，张仲景可能看得出来“邪气到了三焦区块，人会有往来寒热的现象”，但为什么三焦、少阳区块会让人往来寒热？这件事情可能当年大家也不是很清楚，所以会有很多揣测。

我想，到后代西医有了比较精密的检验，就会发现和少阳区块关系比较大的其实是人脑里面控制体温的开关，这样相对容易解释这个问题。所以，这个部分，我们是不是完全要用“正、邪推来推去，导致往来寒热”来解释？我想这也是一个未知，我不敢说它对或是不对，我们现在还不能完全确认这个病机是不是正确。

“休作有时。”可以说是“固定有周期”的，也可以说是“一阵阵”的。

“嘿嘿不欲饮食。”嘿嘿念“默默”，因为闷在那个地方，所以就不想跟人讲话，气闷着，会影响食欲。

“脏腑相连，其痛必下，邪高痛下，故使呕也。”这个地方，他的讲法是说身体里的很多系统是有相关性的，所以即使邪气结得这么高，但是它会牵连到身体里面的消化机能。这个牵连，就会使得整个消化系统的机能都乱掉，所以就会很容易吐。因为我们现在已经知道，少阳区块关系到整个人的自主系统的自我调节，也可以说是整个消化系统信息的传导，一旦这个传导混乱，人就会吐，这是少阳病的特征。

至于“邪高痛下”，我想我们就放张仲景一马吧。因为那个时代，是一个解剖学相当不发达的时代。我们想想看，张仲景说“心下”的时候，说的是我们肉体的“胃”；说“胃中”有燥屎的时候，说的是“大肠”。看起来张仲景就是一个根本没解剖过人体的人，所以他说的这些高、下位置，我们放他一马就好。

所以一般会说“邪高痛下，就是肝乘脾”。为什么会讲得这么草率？那是因为我们不得不草率，因为张仲景本人在这种领域上，是并不清楚的。张仲景本人都不清楚的事情，如果我们硬要替他说清楚，那其实也很矫情。所以《伤寒杂病论》读到熟的时候，就会知道有些地方就混过去好了；因为硬要解释，就等于是在瞎扯。

不过，虽然说在这种事情上面，我们不为难张仲景，我们就算没有解剖学，也可以治病。但是，这个东西它有没有出典？“邪高痛下”这个说法，有没有其他平行文献可以依据？

那倒还是有的，我们看：

《灵枢·四时气第十九》：

善呕，呕有苦，长大息，心中憺憺，恐人将捕之，邪在胆，逆在胃，胆液泄则口苦，胃气逆则呕苦，故曰呕胆。取三里，以下胃气逆，则刺少阳血络，以闭胆逆，却调其虚实，以去其邪。饮食不下，膈塞不通，邪在胃脘，在上脘，则刺抑而下之，在下脘，则散而去之。

这里是在说，有的人很容易吐，吐了之后会有苦味，常常唉声叹气。《黄帝内经》谈到少阳病，谈到胆病的时候，常常都会说人会“叹气”，这其实就是桂林本柴胡芍药枳实甘草汤的一个症状。人会常常叹气，会觉得心慌、不安，好像随时要被警察抓去，这是因为《内经》说“胆者，中正之官，决断出焉”，所以胆经有病的时候，人会觉得心不安、乱乱的，很怕有人再刺激到自己，像受了惊的小白兔。这样的心情、这样的病要怎么解释？

为什么胆经有病，人会口苦？这个到今天也没有哪个医家敢说一定是为什么。虽然我们都知道胆汁是苦的，但也没人敢说“这是因为胆经有病了、胆不通了，所以嘴巴里就苦苦的”；现代有人说是肝病的人转氨酶升高什么的。所以，到底嘴为什么苦？我不知道，我只知道有这个症状。详细的内容，身为中医，我想我们“不知为不知”就好了。

“邪高痛下”这件事情，《黄帝内经》里说是因为“邪在胆，逆在胃”，这是一个很漂亮的写法。因为我们知道少阳胆经管的是脏腑的调节，脏腑调节的开关坏掉了，整个脏腑就乱掉了，所以它说“邪在胆，逆在胃”。

它说要怎么医呢？医的时候，第一件事是用针扎足三里。足三里可以补胃，又可以降胃气、引气下行，所以刺足三里，可以比较好地开胃。——小柴胡汤里面，有半夏、炙甘草、大枣、生姜、人参，这些东西其实都在做“刺足三里”要做的事情，用这些药，可以让脾胃之气降下来——所以，《黄帝内经》的这一针的功用，小柴胡汤里有一半的药在做同样的事情。那它的另外一针，就是要在少阳经上面放血、调少阳经的虚实——柴胡汤的另外一路药，柴胡这一味药就是调理三焦、调理少阳胆经的，用它来代替第二针——《黄帝内经》说的治法和病机，与柴胡汤证是扣合得非常完美的。

我们可以看出张仲景这种说法和语法是有一个出处的，在《黄帝内经》中。这样我们再回来看六十九条，就会觉得比较能接受了。

“服柴胡汤已，渴者，属阳明也，以法治之。”如果吃了柴胡汤会口渴，就表示这个病邪已经到阳明区块去了，至于柴胡汤和口渴、喉咙干的这个问题，等一下我们第二个主题再来讲。

……其实，从前面讲的这些主证，我们来看看在太阳病的时候，有没有这些主证的痕迹。如果一个人又往来寒热又胸胁苦满，又默默不欲饮食，又心烦喜呕，那就太好了。对不对？但是这种梦寐以求的病人，果然就真的是梦寐以求而已，“得之我幸，不得我命”啊。其他时候，也就只好自力救济一下，多花点工夫辨证了……大概是这种感觉。所以七之七十三条才要强调，当得太阳病的时候："伤寒与中风，有柴胡证，但见一证便是，不必悉具。"

我们之前先看了这四大主证，知道这个病人的气是如何不通、如果影响到诸多系统之后，我们就可以来看看小柴胡汤这个方子是怎么在运作的：

【桂7-68／宋96】

【小柴胡汤方】

柴胡半斤　黄芩三两　人参三两　半夏半升（洗）　甘草三两（炙）　生姜三两（切）　大枣十二枚（擘）

右七味，以水一斗二升，煮取六升，去滓，再煎取三升。温服一升，日三服。

第三节　【药势】柴胡

一、《神农本草经》的柴胡

首先，柴胡这味药，《神农本草经》说什么？

为什么要先看柴胡，不看小柴胡汤的整个结构呢？

因为小柴胡汤这个方子有七个兼证，可以根据不同状况拿掉什么药、加什么药，很多药都是可以替换掉的。最后我们就会发现：小柴胡汤的很多药都可以拆掉，拆得干干净净，最后只有两味药是不动的且完全不会动到，就是炙甘草和柴胡。

所以基本上，要认识小柴胡汤最主要的功用，我们可以说认识柴胡就够了，其他的药都是可以加减的。

柴胡这味药，我们要注意的是什么呢？《伤寒论》小柴胡汤的柴胡是半斤，汉代半斤，相当于现在剂量的三四两。不过我开经方的话，通常是乘以0.3，一般不会乘到0.4，所以他写半斤、八两，我就开二两四。

我现在开柴胡汤，二两四的药方拿到药房，药房不卖，他们说："没有人这样开的！"当我听到药房说"没有人这样开"的时候，我心里就会有一个疑惑："那现在台湾的人得了柴胡证，怎么办？"因为柴胡证用柴胡汤，要确保这个药有效，柴胡需要开得量很大，也就是，一碗汤里面，柴胡不得少于八钱，这是基本的规范。少于八钱有没有可能有效？有可能，但是没有效的可能性也很大。

柴胡汤有一个比例结构，是历代医家不太敢乱动的，就是柴胡的比例是八，黄芩是三、人参是三、半夏是半碗、甘草是三。无论如何，"人参三、甘草三、柴胡八"这个比例是不可以动的。也就是说，如果柴胡没有比人参、甘草多一倍以上，基本上柴胡汤的药效是很难期待的。

而柴胡这味药，用重剂量、中剂量、轻剂量的药效是不一样的。所以，我自己开柴胡汤，一开就是开足二两四，我觉得这样喝下去，才可以感觉到"喝下去病就好了"；相对来讲，如果是较轻剂量的话，像配方颗粒，吃了一匙又一匙，却不知道病什么时候才会好，好像遥遥无期。但是如果我们看准了柴胡证，吃煎剂，开二两四、十二碗水煮三碗的话，我们就可以知道第一碗喝完好多少、第二碗喝完好多少……小柴胡汤是一个要开就要重用柴胡，不然就可能没有效果的方子。

这个部分我们等一下还会讲。

我们现在先来看《神农本草经》：

茈（柴）胡上品：一名地熏。味苦平，生川谷，治心腹，去肠胃中结气，饮食积聚，寒热邪气，推陈致新，久服轻身，明目益精。

这是一种冬生根、春生苗、秋成实而萎的植物，它的生态和中医观点所谓“天地间阳气的消长”贴合得整整齐齐的。它又叫“地熏”，好像地表春天蒸上来的阳气、香气。它的味是淡淡的苦，香气很清楚，而质又柔软……这种种“阴阳”的特质，与人体的“少阳”是最相似的，因此，它自然就成了入少阳的代表药物。

“味苦平”。《神农本草经》写“平”性的药味，我们今天来看，往往会觉得它们有一点微微的“凉”，柴胡开到二两四会不会把人凉坏？我想，它当然是比很多凉药都不凉。还好。

“治心腹，去肠胃中结气，饮食积聚。”这个结气，肠胃、心腹里面纠结住的气，可能是郁闷之气，也可能是我们前面“功能上的三焦”所说的，肠胃这个地方，必须要很多信息能够流通，它才可以运作，把这些信息疏导一下，这的确是柴胡的功用。

“寒热邪气。”柴胡治疗的少阳病就包含了一个人的“往来寒热”，治疗使人往来寒热的邪气，的确是有这个意义在。

“推陈致新。”这句话，是《神农本草经》标示着柴胡这味药不是省油的灯。《神农本草经》里另外还有两味药是有“推陈致新”这四个字的，一个是大黄，一个是芒硝。

也就是说，在《神农本草经》里面，仅柴胡、大黄、芒硝这三味药，可以冠得上“推陈致新”这四个字。所以我们可以说，柴胡这味药的药性，虽然喝下去很温和，但不见得真如我们觉得的那么温和。

我有时会想，古方的世界，把小柴胡汤称为“大阴旦汤”是蛮好的一个说法。柴胡汤的药效，就好像把一个人“用布袋罩起来，打一顿以后杀了，埋在水泥块里，丢进东京湾”，这个人死了都没人知道。没人知道“在那月黑风高的夜晚，究竟发生了什么事”……

柴胡汤就是这种药性。

所以在这种药性之下，张仲景后面提到了柴胡汤所谓“瞑眩”的条文。为什么要讲？那是因为如果是柴胡证喝柴胡汤，正常的状况下不会有什么明显的感觉，但在七十三条这里，我们来看看：

二、柴胡剂的瞑眩反应

【桂7-73／宋101】

伤寒与中风，有柴胡证，但见一证便是，不必悉具。

凡柴胡汤病证而误下之，若柴胡证不罢者，复与柴胡汤，必蒸蒸而振，却复发热，汗出而解。

这一条分成两个部分：

第一段说，当我们以“太阳病”的主证为前提，如果找得到四大主证——七个兼证先不管——看到一些迹象，就可以考虑用柴胡汤，不必等它齐全，不然你可能等不到。也就是说，在太阳病的主证范畴之中，出现一点点柴胡证，就可以用柴胡汤，这是太阳病范围里柴胡证的抓法。

但这句话能不能通用到少阳篇去呢？少阳篇有口苦、咽干、目眩，一看到有目眩就吃柴胡汤？这样就不对了。这个不能放到少阳本篇用，纯粹的少阳证就要脉弦、口苦、目眩……整套都要有才行。但是在太阳病里面的柴胡汤证，是只要“四大主证有其中之一”就可以用，如果能在伤寒或中风之中看到这个端倪的话，就要用柴胡汤。不然的话光用桂枝、麻黄、葛根、青龙，医不好，可能会觉得平常吃桂枝汤都很有效的，怎么这次吃就没效？其实是因为掺杂了柴胡证。

柴胡证是邪气进到腠理去，基本上它本来就是“太阳区块断接”的现象，就好像太阳区块变成个烂网子，病邪进来，它要捞也没全捞到，只捞到一块，其他还是有一部分进到少阳区块，所以要看太阳病主证里有没有兼到少阳四大主证，这是基本原则。

第二段里，因为太阳病中的柴胡证相当不明显，所以很容易吃错药，可能吃柴胡汤之前，已经先用麻黄汤发两次汗了，人已经很虚了，这也算误治。这里的“误下”只是一个说法，通常以初学者而言，在吃到正确的柴胡汤之前，其他的汤可能已经喝很多副了，已经被搞得很虚了。但是还有柴胡证，代表他的少阳区块还有东西可以打，那就给他小柴胡汤。当然，古时候如果是被误下过的，病邪也常常会被扯得脱位，如果已经脱位到不是柴胡证的，那当然要另外找方法医。这一条是讲在误下后还能回到柴胡证的主证框的状态。

但是，一个很虚的人吃小柴胡汤会有瞑眩反应，这是常常发生的。

所以在讲这一条的时候，不同的老师都不约而同地讲：如果要给一个很虚的病人开柴胡汤，比方说这个人已经打过点滴了、吃过退烧药了……在开小柴胡汤的时候，一定要对病人说明可能的瞑眩状况，不然半夜他们可能会吓到叫救护车。因为小柴胡汤标准的瞑眩反应是一种先冷到剧烈地发抖，然后又一阵热，最后身上挤出一些汗，然后好。喝柴胡汤是可能有这种瞑眩反应的。

“瞑眩反应”的型态，是不是都一定像这里说的这样子呢？不一定。像麻黄汤的瞑眩是出鼻血，真武汤是吐水或拉水……

柴胡汤的瞑眩，或许这样讲会很清楚：我们现在人人都用电脑，很像电脑用到一半死机了，觉得“算了，文件不存了！”按重开机按钮。

因为柴胡这味药，会严重地动到身体很多重要中枢，气血不足以支撑这个转变的时候，人的身体是真的会发生类似“重开机”的状况：吃了柴胡汤以后，觉得眼睛一黑，然后人就仆倒下去了，昏倒个几秒到几分钟之间，然后那个人就会醒过来，觉得自己感冒全好了。

——但在那几秒到几分钟之间，家人可能都吓到打120了。

所以柴胡这一味药，不要以为《本草经》的“推陈致新”只是说说而已，它真的不是省油的灯。这个药下去之后，身体里很多东西都会被动到，它是一个很剧烈的药，因为它剧烈运作的地方在三焦、下视丘、血液……吃药的人不会感觉到有那么剧烈，就像我曾遇到过那种，比如说淋巴肿的，三碗喝下去之后，肿块全退，这是常有的事情；或者按到身体胁肋有压痛，一碗喝下去以后，十分钟痛就没有了。

柴胡汤是很猛的，它的猛，跟大黄、芒硝让人狂拉肚子的猛，力道上是很接近的。当柴胡开到二两四，或者说照张仲景的开法开的时候，它是很厉害的。

“重开机”的现象在病人身上往往会表现得很戏剧化，这一点我们要知道。当我们要开柴胡汤给别人，觉得这个人的身体偏虚的时候，瞑眩反应要讲清楚，不然当他的身体在重开机的时候，他的家人可能会撑不住。

但相对来讲，如果感冒是没有经过误治，发现是柴胡汤证，就抓了一剂柴胡汤喝，没有发生瞑眩而痊愈了，那过程往往倒很像是：

前一刻，还在生病；下一刻，人坐在客厅里看电视笑嘻嘻，家人走过来，问他：“你怎么看电视看得这么开心？你不是生病了吗？”然后自己才发现：“对喔，我本来不是在生病的吗？”就是，连“生病”这件事，在病好的同时都一起顺便忘掉了——大概是这样的感觉。

桂枝汤或是麻黄汤，都还有一个“发汗”这样的看到病邪被挤出来的过程。可是柴胡汤不是，柴胡汤吃下去可能会发汗，但不是必然——它是所谓的“和解剂”（当然只是现在大家不知道它的“和解”是用了什么黑道的霹雳手段达成的就是了）——柴胡汤就好像在身体里某个看不见的角落，放个榨汁机，病邪就不知不觉都被搅进去打碎了。因为在没有瞑眩反应的时候，它喝起来让人觉得“这副药好温和”，比任何一副药都温和，所以《伤寒论》才需要特别提醒我们，这个汤喝下去可能会有瞑眩反应。这个温和，只是一种假象，病邪是被“暗杀”的，能够到“对方连还手的机会都没有就死了”的杀手，当然比明着对打的更厉害啊。所以如果有机会喝到二两四的柴胡汤，或许就可以体会到或者有瞑眩或者不知不觉当中病就被医好，这样的感觉。

接下来，在知道了它“推陈致新”的效果这么强以后，我们来看看我们平常是怎么看待柴胡这味药的。

三、“三级剂量、疗效不同”的柴胡

要讲柴胡的话，首先要说柴胡在中医用药的一个特征，就是它的用量：

重剂量、中剂量、轻剂量的柴胡，用起来仿佛是不同的三种药。——一般我们如果是用黄连，五分黄连是有点寒、一钱黄连是更寒、两钱黄连是蛮寒、四钱黄连是很寒、六钱黄连是太寒，对不对？

但柴胡不是，柴胡的状况是：几分柴胡是一种药性，几钱柴胡是一种药性，一两以上的柴胡又是另一种药性。

如果我们说一碗汤里面，有现今剂量八钱以上的柴胡，这是治“少阳病”，这个少阳病包含了什么呢？当柴胡的浓度有这么高的时候，是可以动到人脑的下视丘这一类体温调节中枢、自主神经系统的，这么重剂量的柴胡，有这种效果。

如果是用一二钱到六钱的话（通常是用两三钱)，那是用在“疏肝解郁、调畅气机”的时候，也就是说，虽然桂林本《伤寒论》里的柴芍枳草汤的柴胡写到半斤，但一般后代的人开宋本四逆散，用在调畅气机、疏肝解郁的时候，二三钱就有效了，倒是不需要用到八钱以上。用八钱以上，就是在治疗关系到少阳病的时候。只是调畅气机、疏肝解郁的话，二三钱就好了。柴胡疏肝散、逍遥散，也差不多是这个用量范围。

如果是用在补中益气汤之类的方子里，如李东垣的补中益气汤原方里，柴胡只放两三分，这么一点点的柴胡能干吗？疏肝解郁？我想那是疏不了什么肝的。但这一点点的柴胡可以有一个效果，就是为其他的药指路，告诉其他药说“少阳区块往这边走”。比如说，在补中益气汤里面，它就把人参、黄芪的药性引到少阳区块去。我们基本上把少阳区块想象成一个像网子的东西，把这些补药指到这个网子去以后，它们就会沿着这个网子传导。所以，一点点的柴胡，要说它是引经也行。但是，傅青主说这不叫作引经，李东垣的方子里的这一点点柴胡的作用叫作“升提”。这些补气药如果遇到了这一点点的柴胡，它们就会走上“上升之路”——走到三焦这里，然后开始上升——所以当一个人的元气整个垮下来的时候，要把元气提起来，补气药里面就要加上一点点的柴胡，这样才可以让补气药走上升提之路。

有一些医家认为补中益气汤的升提效果，要有柴胡、升麻两味药才能完成。但是升麻这味药，大家不要看它名字里有个“升”字就以为它多能升提，本草学家研究到今天，认为升麻的升力到底还是“间接”的，它的主功能是“化浊”，浊化了，清气才升得上来。直接升提的药味是柴胡。所谓“柴胡升左，升麻升右”，升麻升脾胃清气的功能，我比较倾向于这种解释。

所以我们就会说，五分以下的轻剂量的柴胡，是升提补气药用的引经药，症状以“人迎大于气口”（左寸脉比右寸脉宽很多）为主；中剂量的柴胡，是疏肝解郁、调畅气机用的，症状以“胸胁苦满”为主；重剂量的柴胡，是处理少阳区块的少阳病，症状以“往来寒热”为主。

这三种使用方式下的柴胡，吃下去以后给人的感觉是不一样的，就好像三种不一样的药。

我们发现：重剂量的柴胡，有一种好像开开关一样的效果。把柴胡做成高倍数浓缩的注射液，用来干吗？专门拿来退烧，代替西医的退烧药。西医退烧药退不下来的烧，柴胡注射液一进去，烧马上就退下来，因为这么高浓度的时候，它会强迫人脑部的体温调节中枢转过来。

可是，我个人总觉得，这样用柴胡是对中医的一种背叛。人发烧总是有原因的嘛，有发炎要消炎，有太阳病要发汗，阳明病要清阳明、通大便……总是有理由的，什么东西都用柴胡，就好像电脑什么毛病都直接拔插头，机器会不会坏啊？

重剂量的柴胡可以这样调节体温，本来是件很伟大的事情，可是这样把柴胡这个中药用成西药，我会觉得这样用下去，对人的身体本质上的调理没什么帮助。不过基本上我们也不能说它错，因为有的时候，有些病的烧一定要先退下来，像是所谓的热性肺炎，不先把热退下来，人就会被烧死，高浓度的柴胡注射剂一下去，这个热往往马上就退下来了。

四、“不可检验、无法创造”的神之领域

于是，柴胡高、中、低三种剂量的用法，有人推测说，柴

胡这味药里面的有效成分，当它是轻剂量的时候，它只有其中的某几种成分会有效，其他的成分还达不到有效的浓度、有效的量；中剂量的时候，某几种有效成分达到有效浓度；高剂量的时候，某几种成分达到有效浓度。

为什么说“推测”，为什么不说是检验出来？日本有用西药的化学研究柴胡汤的学者，很认真地去研究柴胡，研究到后来，说柴胡汤是“不可检验之方”！

他们就说：一剂柴胡汤吃到人的身体里面，一种化学成分可以变成很多种不同的成分，不停地这样变化，当几万种化学成分在不停地转换的时候，怎么可能知道有效的成分是哪一种或者哪几种？西医现在经过深入的研究，最后说出一句很公道的话，就是“柴胡汤不可用西医药理研究”，因为研究不了。这是目前西医的结论，因为我们没办法处理这么大的情报量。

而如果问中医的话，我想，不止一位中医界的师长感慨过：“学中医一辈子，也创不出一剂小柴胡汤！”看到这剂方子都觉得“可敬可畏”。

为什么会怕怕的？我们想想看：柴胡汤的比例，如果我们照一般用药习惯，一味药用一钱是这个药效，两钱是这个药效，三、四、五、六钱都还是这个药效，我们会把它用到二两四这么多吗？也就是说，一般以“经验法则”在操作的中医，没有机会触及到柴胡汤剂量比例的领域，所以西医在感慨柴胡汤不可研究，中医在感慨“柴胡汤无法被创造”。只好说柴胡汤是上帝给我们的恩典，而中国的普罗米修斯张仲景把它拿过来放在这本书里。因为真的只能说，柴胡汤是某种类似太古高文明的开悟者所留下的。

如果我们要再多讲一点柴胡“推陈致新”的药性的话，有一种病我们也是用柴胡汤在医的，就是疟疾。我们都知道疟疾之所以会发寒热，那是因为体内的疟原虫在繁殖，疟原虫有它的孵化周期，人体会随着这个周期被激起体温的反应。

我们说柴胡是走少阳经的药，疟原虫关少阳区块什么事？疟疾是虫在血液里面，疟原虫要孵化，它的孢子是寄生在人的红细胞里面的，寄生了疟原虫的红细胞，就是不健康的红细胞，可是如果疟原虫的孢子不住在红细胞里的话，它也没办法孵化。

而柴胡汤喝下去会怎么样？我们中医有个说法叫作“截疟”，就是在疟疾发作之前就把它截断。在疟原虫的孵化周期之间喝柴胡汤，里面有孢子寄生的不良红细胞，就会被柴胡汤打碎，然后这个疟原虫就一代完结，绝子绝孙，病就被医好。

柴胡汤对于“血分”是有高度影响力的。古代的中医有时不能够那么精准地说气和血，但是以我们现在的临床看柴胡汤，它有很多辉煌纪录，也包括医好过红斑性狼疮，日本人把它叫作“胶原病”。胶原病是什么？就是血液都黏稠得好像果冻一样。广义来讲，胶原病包括风湿性、类风湿性关节炎，干燥综合征等等。治疗血液变黏稠这件事情，是“重剂量”柴胡的拿手好戏。它在身体里引发的一连串机转，让人体的免疫功能整个活跃起来，以结果而言，就令血不结稠了。所以现在有一堆研究，在研究柴胡汤是不是可以治疗癌病、免疫系统疾病……

不过，站在学习经方的角度，我还是要说，柴胡汤适用在什么时候？适用在柴胡证。没有柴胡证而吃柴胡汤，都不能说是很对。因为到底来讲，柴胡汤不是补药，要让一个人的少阳区块、三焦区块强起来请吃黄芪建中汤，那才是补药。

五、柴胡劫肝阴吗？

因为柴胡汤就是这样，让人觉得它“看似能改善肝细胞功能”，日本人就狂吃猛吃，然后1994—1996年间就有八十八个人因为吃柴胡汤，吃到得间质性肺炎，其中有十个人死亡，1998年又死四个人——吃柴胡汤吃到肝阴虚。我们刚刚说疟原虫孢子寄生的红细胞，柴胡汤一次就杀光光；一个人的淋巴结块，代表血液里面有东西在发炎，一剂下去以后十分钟二十分钟就消灭，我们就知道它作用到血的力道有多厉害。如果以为柴胡汤是保肝药，长期吃的话是会出问题的。用五脏阴阳虚实来说，肝阴虚会倒克成肺阴虚。那日本人的间质性肺炎是什么？一般的肺炎是从外面来的感染，间质性肺炎就是没有外来的感染，肺里面的组织自己烧起来了。阴虚到自己烧掉了，肝被柴胡汤弄到阴虚，然后肝阴虚传成肺阴虚，肺就烧掉了。

或者我们换个角度说，台湾的状况是这样：柴胡汤太容易被当成治肝炎的药，因为拿它来治乙型、丙型肝炎“带原者”，都有一定的疗效，实脾且疏肝嘛。而且肝炎在发病的时候，往往口苦得不得了，又的的确确是少阳证，很有柴胡剂发挥疗效的机会。

但是拿它来当“保肝药”吃，并不能克服“造成肝阴虚”的副作用。曾有人在没有柴胡证的情况下，拿小柴胡汤给暴发性肝炎的人吃，结果，一吃就死。

因为那个已经是肝阳实在烧、肝阴虚得不得了，柴胡汤一下去，肝马上爆掉，一吃就死。所以柴胡汤“是不是能够保肝”这件事情，必须要看是不是有少阳证，否则的话用“好温和”的柴胡汤是很容易出事的。

我们用小柴胡汤，有时只是治个偏头痛、中耳炎——因为认为身侧属少阳嘛——结果没有很对证，吃个几天，就常常会造成肝阴虚的结果：早上一起来牙龈就出血，人很焦燥。那也只好吃吃养肝阴的药收拾一下它的副作用了，像直接猛补肝阴的一贯煎（这个我吃多两剂就会拉肚子，很阴），小小补肝阴的加味逍遥散，稳稳补的当归芍药散（我指配方颗粒，生药粉很猛！）之类的。

“柴胡劫肝阴”之说，在“对证”的前提下，即使长期吃，也很罕见。所以一开始就是学经方辨证法学上来的老手，可能一辈子也遇不到这个现象。不少经方家都驳斥过“柴胡劫肝阴”之说。不过，我倒是常看到“劫肝阴”的现象，大概是我自己和周围的人都功力不到的关系吧。

不纯粹的学习者，比如说误用小柴胡来调体质，或是一下子把柴胡剂用法推扩得太开的初学者，仍是有机会造出这样需要收拾的烂摊子。

柴胡如何对血分发生影响这件事情，我们以后讲到柴胡加石膏汤、柴葛解肌汤会讲，今天对柴胡的介绍，先有一个大概的认识就好。

至于说柴胡的品种问题，我一向用量大，丑一点的柴胡也都有效，便不太在意了。时方派治“骨蒸”的时候，要特别挑质地柔嫩的"银柴胡"，但经方派用柴胡治少阳病就可以粗生粗养一点。进口的药材，一般而言品质还好。柴胡是便宜的药材，也不太有掺假的问题。

第四节　小柴胡汤的方剂结构与加减

一、半夏、黄芩、人参、甘草、生姜、大枣

接下来，我们来看小柴胡汤的结构是如何作用的。

我觉得吃小柴胡汤，光是"感觉这个药吃起来很温和"这件事，就已经让人觉得：这个方剂，不可思议！

我们看待柴胡汤是这样子：如果柴胡汤是用这么大剂的柴胡，把这些药的药性都引进少阳区块的话——这么多的"祛痰药"半夏被柴胡引进少阳区块，当然淋巴肿块就消掉了。淋巴肿，往往是身体有别的地方在发炎，并不全是"祛痰"就可以解决的。但人体多余的水分的确可以用半夏来吸收、转移掉。所以，我只能说：以结果论，小柴胡汤能非常快速地清淋巴，过程是怎样，我们不知道。半夏可能负责了一部分的工作。

若以自主神经系统来说，生半夏切换交感神经到副交感神经，"通阴阳"的药味，它也算是代表选手了。

黄芩和柴胡一起吃下去以后，打通三焦的同时，可以把热邪清掉。

其实光是看"柴胡、黄芩、人参、半夏"这个结构，就会

觉得很厉害了。为什么？因为如果你用过张仲景的黄芩汤，就会知道里面同样是三两黄芩的比例，遇到黄芩汤证那种热性的下利、痢疾的时候，那个人的脉跳起来是又洪、又鼓、又有力，“夺夺夺夺”地有劲儿得很。黄芩汤的配方颗粒，吃个五克下去，三分钟内就可以感觉到那个脉，像泄了气的皮球一样马上消掉，绞痛松开，拉肚子也止了。所以，黄芩清热的作用其实是很强的，可以说它是很寒的药。可是，用在柴胡汤里面，一点都感觉不出来，三碗下去完全不觉得有寒，还觉得暖暖的，很舒服，实在是一个很不露痕迹的方。

我们可以说黄芩是跟着柴胡去少阳区块清热；半夏可以说是把少阳区块不要的水、痰饮丢掉；也可以说半夏、人参、甘草在合力降逆，因为前面说柴胡汤证的呕吐，下针要刺“足三里”降气，这是把气拉下来“形成气街”的穴。

柴胡汤里用的生半夏，因为跟生姜煮很久，所以不需要先用热水泡过。如果用的是制半夏，最好加倍。不少好用的仲景方，到今天变没效了，像半夏制过之后药性降低太多也是原因之一。

人参的话，柴胡汤里面用什么参都可以，红参、党参、洋参……用什么参都有效。

生姜和大枣，一般而言都认为是补脾胃的，但是临床却发现柴胡汤如果不加姜、枣，还是有效。如果不加姜、枣就没效的话，那姜、枣就是补脾胃的。但是补脾胃，人参、半夏、甘草这三味药已经足够了，所以姜和枣在这里的作用，恐怕还是我们在桂枝汤学过的“调营卫”的，要用姜、枣来出入营卫，这个邪气才能打干净。

所以在柴胡汤里的姜、枣，还是要以调营卫的角度来看待。等以后讲到虚劳篇，我们再来谈仲景医学“通营卫以实三焦”的独家创见。

二、七小兼证的加减

【桂7-68／宋96】

若胸中烦而不呕者，去半夏、人参，加栝蒌实一枚；

若渴，去半夏，加人参合前成四两半，栝蒌根四两；

若腹中痛者，去黄芩，加芍药三两；

若胁下痞鞕，去大枣，加牡蛎四两；

若心下悸，小便不利者，去黄芩，加茯苓四两；

若不渴，外有微热者，去人参，加桂枝三两，温覆微汗愈；

若咳者，去人参、大枣，加五味子半升，去生姜，加干姜二两。

接下来我们来看这七个兼证的加减：

“若胸中烦而不呕者，去半夏、人参，加栝蒌实一枚。”

如果是胸中烦而不呕，要去半夏、人参，加栝蒌实。《神农本草经》里“栝蒌”偏重讲的是栝蒌根的药效，所以我们看《名医别录》说栝蒌实能“治胸痹，悦泽人面”。悦泽人面，就是这个药可以当美容药擦，但现在擦这个也不怎么有效。我觉得药性比较寒凉的美容药（西医说的什么“镇定皮肤”的药物），像天冬、黄芩、芦荟……基本上对我们来说帮助都不大，因为擦了寒凉的美容药，皮肤表面的气更不通，会更容易出油；会白是没错，但是是会严重反光（油光）的惨白。还不如用比较通的暖药。

栝蒌实这味药，我是不需要说明的，因为书中张仲景的方剂本身，等于已经非常透彻地告诉了我们，栝蒌实这味药在干什么。比较有代表性的是胸痹或是结胸，就是当胸口已经有东西在那里梗住、不通的时候，能够判断出它是痰饮梗住的话，吃栝蒌实以后那整块痰饮就马上掉下来。

它会让胸部区块偏热的、整块的痰饮都掉下来。药效是可以肯定的。不过张仲景的方子，用栝蒌实一定要整颗捶碎，这个一定要记得！因为栝蒌实在用的时候，不连籽一起打烂的话，药效几乎是没有，所以记得要连籽一起捶碎。

我们说一个人的胸口堆积了很多痰饮、热气就会胸中烦，那么，柴胡汤的主证不是已经有“心烦”了吗？“胸中烦”跟“心烦”有什么不一样？

“心”烦，是偏向情绪上的，我们在栀子豉汤曾介绍过的，是一直想着什么事而觉得烦。而张仲景的“烦”字，如果是跟着一个“没有意识的东西”，比如说嘴巴烦、大青龙汤证补充的手脚烦……就是“那个部位怎么样都觉得不太对”，可能是舌头一直舔牙齿、手脚一直不停变换姿势……所以这个因为痰饮瘀在这里的“胸中”烦，感觉上跟“心”烦还是不太一样的，大概是觉得闷得难受，坐或躺或什么姿势都不太舒服……这个感觉大概能定出栝蒌实的使用条件。如果仅是为了心烦，倒是不必用栝蒌实，栀子就够了，或者柴胡汤本身也可以治心烦。胸口实质上觉得有什么不舒服，才可以用栝蒌实。这个人胸口已经觉得热了，半夏虽然去痰饮，但以胸口的痰饮来说，半夏不够好用；胸口的痰饮而且是热性的痰饮，张仲景多半还是交给栝蒌实的。人参补气补水，这个人的胸口已经塞住了，如果再用人参，恐怕气更多、痰更多，气更不通、人更不舒服，所以人参也就拿掉了。

“若渴，去半夏，加人参合前成四两半，栝蒌根四两。”

如果是渴症，不加半夏，这是张仲景的基本打法，为什么？我们在学五苓散证的时候就已经看到过，不管身体哪里有积水，如果同时还“渴”的话，就表示某处水太多，同时却还有某处水不够，需要把多的水调度过去，回收来润养缺水的地方。当某个地方水还太少的时候，半夏遇到身体不要的水，会直接把这个水“丢掉”，那就没有回收的机会了。所以渴症不用半夏，相反地，我们加点补津液的人参，把人参加量，并且加栝蒌根，它可以像葛根一样把津液升提，但不会散到头，大概只润到胃这里，人的津液就会比较充足，这是渴的时候补津液的方法。

“若腹中痛者，去黄芩，加芍药三两。”

腹中痛，如果肚子绞痛的话，让它可以松开的是什么？芍药，对不对？柴胡证的腹中痛，有没有可能牵涉到胆结石？有可能。就算是胆结石，“芍药、甘草”结构也可以了。所以腹中痛，可以用芍药把它松开。可是基本上，肚子会绞痛大都是肚子比较冷，肚子已经在冷的情况下，用芍药已经够寒了，如果再放黄芩，就有可能会太寒，所以黄芩就拿掉了。

“若胁下痞鞕，去大枣，加牡蛎四两。”

如果是胁下痞硬，柴胡汤的胁下痞硬有三种型式：一种是按到就会觉得痛，广义来讲，这样就算；或者是淋巴有结块、一坨坨的；另外就是抠进去一点，觉得有硬硬的东西，那是肝或脾肿大，这三种都可以。

这样的时候，加牡蛎壳、去大枣。“去大枣”是因为大枣是保水的，牡蛎壳要把痰饮化掉，如果不去掉保水的大枣，那么痰饮可能就拿不掉。

“若心下悸，小便不利者，去黄芩，加茯苓四两。”

其实心下悸，昨天就有助教问我：“心下悸跟心悸一不一样？”我说：“不太一样，心悸是心阳虚或者心阴虚，无端端感觉得到自己的心怦怦跳。而心下悸，是胃有水，肿了，挤上来，所以下面一点的地方心跳时会有拍打到的感觉。”

可是这个地方，张仲景也讲得有些模糊。他说去黄芩、加茯苓，其实心悸或是心下悸，都可以这样用的，因为茯苓也护心阳，也去胃水。

如果是心悸的话，去黄芩是因为心阳虚，上焦已经虚了，黄芩会清上焦热，所以不加黄芩。如果我们下次来整理古代方剂对少阳区块的认识，可以说：心火、心包之火，都是少阳区转上来的，中医黑话所谓“木生火”的机转。加了黄芩以后，三焦一冷，心就没有火了。

小便气化功能不好的话，我们不加黄芩，免得伤了胸中大气。加茯苓是要为了增加膀胱的气化功能，这不难理解。

“若不渴，外有微热者，去人参，加桂枝三两，温覆微汗愈。”

如果不渴而外有微热，这是太阳病的特征，在太阳病里面，比较清楚的一件事情是“柴胡汤证和太阳证是混在一起的”。比如说，柴胡汤证和葛根汤证常常是混杂的，葛根汤证就是感冒的时候，虽然恶风寒，但的确皮肤是觉得有点燥热燥热的，这样的情况是常有的。

这时候怎么办呢？拿掉会闷住发表效果的人参；而加桂枝三两，然后温覆微汗，就是把柴胡汤和桂枝汤合在一起用。柴胡汤本身已经有姜、枣了，加了桂枝的话，桂枝汤的驱邪结构已经有了，这样子就可以当桂枝去芍汤、小柴胡汤合并使用。

古代《辅行诀》的柴胡汤是有芍药的，如果是有芍药的柴胡汤加上桂枝，完整的一剂桂枝汤就包含在里面啦。如果柴胡汤放了芍药，也还不错，劫肝阴的问题会减轻很多。近代也有人坚持小柴胡汤“有芍药”效果才会好。

不过我想最重要的，还是柴胡证要认得准，不是放了芍药就可以肆无忌惮地乱用。

“若咳者，去人参、大枣，加五味子半升，去生姜，加干姜二两。”

如果是咳嗽，人参、大枣都拿掉，因为要帮肺部和脾胃除痰，就不要放这些增湿保湿的药。拿掉之后加五味子，五味子我们都知道它可以镇固上冲的气、让人不要咳嗽。

然后，生姜换成干姜。生姜会让气更上冲，如果咳的来路是在喉间（如说射干麻黄汤），或是“肺痿病”的肺气整个垮下来（《千金》生姜甘草汤、《千金》桂枝去芍药加皂荚汤、炙甘草汤）的话，要用生姜把肺气撑上去（以及虚劳黄芪建中汤加减）。但若引起咳的感觉的那些东西在气管底部、肺底，就不适合用生姜了。

把它换成干姜的话，可以加强脾胃的运化，把这些水代谢掉。

但是，同样是治咳，这里又不同于小青龙汤或是真武汤加减中，所谓的“仲景止咳铁三角：细辛干姜五味子”，它没有用细辛，这是为什么?

因为真武汤或是小青龙汤的咳，都是一个寒底的证，平常是真武汤证的体质，等到有外感咳嗽的时候就变成小青龙汤证；小青龙汤证也是水毒体质的咳嗽，水毒体质基本上就是身体里面很多冷的死水，所以它有寒，需要细辛把水中之寒刮掉。真武汤证的咳是心肾衰竭的肺积水，那更要去寒。

可是，柴胡汤证整个框架，基本上是偏在热证这边的：从“没什么寒热”到“比较热”的范围。所以不需要把痰饮里面的寒气刮掉；因为水中无寒，所以不会用到细辛。这个也是很简单的道理。

三、柴胡汤与消化轴的水源

最后我们要再看阳明篇的一条，来看柴胡汤与口渴的关系、与通大便的关系，以此理解柴胡汤吃下去之后，人的这些症状为什么会好。

【桂9-54/宋230】

阳明病，胁下鞕满，不大便而呕，舌上白苔者，可与小柴胡汤。上焦得通，津液得下，胃气因和，身濈然汗出而解也。

这里在说阳明病，阳明病会发高烧、大便不通。

高烧、大便不通可不可以构成阳明病的基本条件?可能可以，脉可能是洪大的，可是，这个人又有什么症状?

胁下硬满、吐，舌苔是白的。真正的阳明病，舌苔照理说是黄的。如果阳明病舌苔是白的，那代表里面没有燥热，没有阳明的燥热，而是有水气被闷到了。这个人为什么会大便解不出来？阳明病要赶快用下法，把大便打出来，是因为大便在里面，再不下会把身体烧干。可是，舌苔是白的，表示没有这回事，那大便不通，要怎么办？

这条是在告诉我们，用这个方法辨认出“阳明中的少阳”，于是用了少阳药之后，他的肠道就会恢复湿润，然后大便就可以下来了。所以在这个脉络之下，可以看到柴胡汤是可以拿来当作通大便的药的。

而这一条，其实也解释了少阳病的“咽干”是怎么回事。他说用了柴胡汤之后，上焦得通——少阳区块被打通了——之后身体的消化道就会自动地津液得下，就自然而然地恢复灌溉消化道，于是就胃气因和，消化道就润了，舒服了。

那如果把“津液的输送”跟“三焦水道”看成是一体的东西，意思是说柴胡是清淋巴、通三焦吗？

其实这样的说法都不是很合适。因为同样是牵涉到“三焦水道”，可以有五苓散证、猪苓散证、柴胡汤证、结胸病、文蛤散证……所以，要看是在哪个主证框架下才开哪一路药。三焦水道这件事，可能在不同的区域上有重叠，以水的运化来讲，是太阳病的范围；以淋巴的走法来讲，它可能是少阳病的范围……这个东西很难说它一定是属于什么。

不过，这些复杂的问题，在张仲景的辨证法之中都会变成可以解决。因为主证框都不同。

所以这一条，首先是教我们认出阳明中的少阳。而用了柴胡汤之后，身体就会恢复灌溉自己的机能，于是肠子就润了，就可以出一身汗，或解大便就出得来了。

所以柴胡汤证，当少阳机能失调的时候，消化系统灌溉自己的能力会消失，由此喉咙就会干掉；一旦这个失调的状况修复了，内脏就可以恢复原本该有的湿润度，所以用这一条来解释，柴胡汤喝下去以后的药性对于人体的消化器官可以有怎么样的影响。

〔摘自二〇〇八年《伤寒杂病论慢慢教》课程第六段第六堂〕

第五节 【药势】牡蛎

一、咸软坚?

牡蛎壳是一味什么样的药呢?

《神农本草经》:

牡蛎上品：一名蛎蛤。味咸平，生池泽，治伤寒寒热，温疟洒洒，惊恚怒气，除拘缓，鼠瘘，女子带下赤白，久服强骨节，杀邪鬼，延年。

它说，牡蛎壳味咸平。如果有一味药的味道是咸的，我们说“咸味可以软坚”，对不对?

日本人举例就说：“咸能软坚，就好像我们很爱吃的酱菜，酱菜里那些黄瓜类的脆东西，腌过以后都变软了，所以，咸果然能软坚！”

这样说有没有意义呢？其实还行，就像现在牡蛎壳几乎已经是肝肿大、脾肿大必用的药了。所以无论是淋巴结肿一坨一坨的，或者是有肝肿大、脾肿大的迹象的时候，牡蛎壳都会有用，它确实有这个效果的，你就把那肿大的肝、脾当黄瓜腌到干扁吧。

二、“除痰圣药”的传说

如果我们用中医形而上的论点来说牡蛎壳的话，就要从“痰证”说起。我们身体里的液体，会变成果冻状，那基本上就是变成痰了，对不对？身体的液体为什么会变成痰？我们说“活水”叫“津液”，“死水”叫“痰饮”，所以一定是这个液体里的生命能离开这些液体了，这些液体死掉了以后，开始变质、变成黏稠的果冻状。

这样的状态，我们可以说是“身体里面有某一滴水，失去了它的灵魂”。那如果有某味药可以帮水“招魂”，可以把生命能叫回来，让它重新“附体归位”呢？那么，这个水是不是就不会变成痰饮了？

我这样讲或许非常玄虚，但我们用牡蛎壳的时候，确实是有这样的想法：

像牡蛎这么厚的壳，它是扒在涨潮、退潮水线之间的岩石上的。所以我们说，涨潮的时候，海水冲上来，这个牡蛎还是这么屹立不摇地扒在这个地方，顶住这个涨潮的海水，吸纳水中精气，而长出那么厚的壳……等于是，当水拖着这些水里面的气升上来的时候，它可以在那个地方稳住不动，所以，它可以镇住水里面冲上来的气。

因为那时候的人不知道涨潮是因为万有引力，所以就认为是水里面的气要冲上来，说牡蛎可以镇固这个从水中冲出来的气。

另外一味和它相对的药，是龙骨。龙骨是什么？就是古代巨大动物的化石，它已经在那里埋了几千几万年了，失去灵魂很久了，每天都在等，看灵魂什么时候回来，所以吃下去以后，灵魂就回来了。——龙骨是把离开身体的灵魂抓回来；牡蛎是把离开体内液体的元气抓回来。

所以牡蛎壳磨成粉，扑在身上可以干吗？可以止汗，因为“汗”是身体内的水里面的元气离开了，气化掉了，所以才会被身体丢出来。牡蛎壳涂布在皮表，元气一归位，身体就会觉得“这些水还没死”，就不放它流出来，汗就不流了。

所以牡蛎壳的止汗、去痰，甚至是敷烫伤的水疱，基本上都是从这样的一个角度有：把离开这个水的元气，再抓回水里面。

中医书常说它是“除痰圣药”，元气回来以后，这些死水就不再是死水了，又变回津液了。这跟皂荚、竹皮、白芥子、半夏之类的把痰刮掉、滑掉、挖掉、转移掉而排出体外的药物，基本路数是有一点不同的。

“治伤寒寒热，温疟洒洒。”这种说法，其实多半指的是痰饮证，如果不牵涉到痰饮证的话，它治疗寒热的功用，跟柴胡还是不能比的，它治疗的寒热，是一个跟痰饮相关而产生的一种寒热。

“惊恚怒气。”我们之前讲真武汤治疗高血压的时候，顺便提到一个镇肝熄风法，镇肝的药就有牡蛎。肝是一个藏血的脏，当一个人生气、气往上冲的时候，好像身体里面的血液，突然澎湃汹涌地从肝里面跑出来了。牡蛎就可以把这个气压回去，就是所谓的“潜镇肝阳”，我们在治疗高血压、晕眩的时候，用这个药来平肝阳，是常有的。当然，更贴切的一种说法，是指“柴胡加龙骨牡蛎汤”证的所谓“精神创伤”的“惊痰”，它个等我们讲到了再说。

“除拘缓。”如果说一个人会反复“抽紧、又松开”的话，那是癫痫病的一些症状，这个癫痫病在我们的辨证点里面，大多都是把它放到痰证的，就是这个人受过惊吓，所以他的身体残留了痰。为什么人受过惊吓，身体会残留痰？这件事情我们也留到柴胡龙骨牡蛎汤再来讲。但是，基本上的假设是，一个人受到惊吓之后，身体会产生痰饮，而这个痰饮，会让这个人以后的生活都处在一种神经短路的状态里。所以，以一个除痰药来讲，治疗这类痰饮的疾病是很有效的。

“鼠瘘。”这是什么？这是淋巴结一坨一坨的，身体里面的液体，在那里淤住不通，好像老鼠在墙壁里打洞做窝一样，这个淋巴结一坨一坨的症状，小柴胡汤加牡蛎有效得不得了。当然，如果是虚劳慢性的话，还是要黄芪建中汤、桂枝龙牡汤；毒性的要用五香连翘汤之类。但急性的，立刻发的，要立刻消退的话，小柴胡汤去枣加牡蛎是有效的。

“女子带下赤白。”我平常用牡蛎壳都是用生牡蛎，后世用牡蛎常常是在药店买煅过的、用火烤过的。用火煅过的牡蛎壳，因为烤干之后更多点收涩的效果，可以止血，可以让一个人的津液不要流出来。不过，如果是白带的话，其他比较好用的方我们也讲过了。

“久服强骨节。”牡蛎吃下去是很“补精”的一味药，以今日化学来说，除了钙很多之外，它更是很好的补“锌”剂，男人吃多了可以让太太生男孩。所以两重效果加到一起，“强骨节”也是有可能的。

而龙骨，则是补“镁”剂，中医就归到补“气”药了，和补“精”的牡蛎有着这样的差别。

“杀邪鬼。”因为我们说，牡蛎治疗的痰证，往往是跟受过惊吓有关系的，人受惊、变得精神错乱等等这一整块的疾病，牡蛎有很好的疗效。我们之后讲柴胡龙骨牡蛎汤的时候，就可以看到。

这样我们大概可以看出，牡蛎是如何在中医形而上的本草学脉络里面被当成一味除痰的药物。

〔摘自二〇〇八年《伤寒杂病论慢慢教》课程第六段第六堂〕

第六节 【药势】文蛤、海蛤四合战

一、海蛤与文蛤的定义

《神农本草经》：

海蛤中品：一名魁蛤。味苦平，生池泽，治咳逆上气，喘息烦满，胸痛寒热。

文蛤中品：治恶疮蚀五痔。

文蛤这味药是什么东西呢？我想，说到文蛤，还是要做一点功课的。

《神农本草经》上面，海蛤和文蛤在同一条。什么东西在古时候叫海蛤？什么东西叫文蛤？

最普遍的说法，就是：蚌壳类的，蛤蜊、蚬之类的东西，如果是在海里的，叫海蛤；在淡水里的，叫文蛤。

是这样子吗？其实，不一定。当然，历代有很多不同的讲法，但是如果以用药的路数来说的话，我比较接受的讲法是这样子：

如果这个蚌壳，是比较新鲜的，上面的纹理还没被磨掉的，这个叫作“文”蛤，表示它的“纹路”还在。

如果这个蚌壳在海边，已经受到海浪冲刷几个月甚至几年的，我们想想看，在海边捡到的蚌壳，好像都已经没有棱角了，那些已经磨到没有棱角的、花纹也都磨平了、很圆润的小东西，称之为海蛤。

也就是，开药要开海蛤，就要到海滩上捡这种已经磨圆的；要开文蛤，就要去菜市场找新鲜的、有纹路的蚌壳。这是几种说法之一。以药性来讲，我比较认同。

如果要拿海蛤和文蛤相比的话，它们是有药性的不同的。而如果拿“蛤”字辈的东西，去跟牡蛎相比的话，药性还是不同，它们不是同一路的。

我想，文蛤散这一条，学习上是有几个层次的意义的。什么层次？就像，水路不通，我们学过五苓散的水路不通；学过小柴胡汤的水路不通；我们现在要再学一个，皮肤底下“热水结住”的水路不通——治水的另外一层。

【桂8-20／宋141】

病在阳，应以汗解之，反以冷水潠之，若灌之，其热被劫不得去，弥更益烦，肉上粟起，意欲饮水，反不渴者，服文蛤散；若不瘥者，与五苓散。

我想，这就是学张仲景的方子最过瘾的地方，什么病都有这一层、那一层，就像我们学结胸这几条，为了学结胸，也是这一层、那一层，水管里头的、水管外面的，只要有的，都要一起学。这是张仲景医学思路上的逻辑，他就是在告诉我们：这个病跟那个病，看起来很像，但其实不一样。

我觉得这些东西是很宝贵的，因为这些是张仲景的独家，如果学的是时方，把个脉、看个五脏阴阳虚实，是触碰不到这些一层一层的东西的，五苓散证或是标准的小柴胡汤证、结胸病，这些东西看五脏六腑阴阳虚实是不行的。

所以经方“六经病”的学习，我觉得很重要。因为在临床上就是会遇到；如果遇不到也就算了，但就是有。有些东西光看体质，就是弄不好。

拿“蛤”字辈的东西跟牡蛎相比，我想我们的本草学就有一些需要校正的地方。怎么说呢？

大家都说：反正都是海里的东西，咸寒软坚，所以就可以拿来化痰。于是，就说牡蛎可以拿来化痰，海蛤是化痰，文蛤也是化痰。

可是看张仲景的胸痹方、咳嗽方，有看到牡蛎吗？没有。

所以后世一般所谓“味咸就能软坚”，其实在古代的世界里不一定会套用这个逻辑的。那么，古代的逻辑是什么呢？

二、牡蛎和蛤

我想，拿蛤和牡蛎比的话，主要的是生物形态上的不同：

牡蛎是两片大壳，不会跑，扒在某个地方慢慢长，如果这个牡蛎老死了，别的幼生牡蛎还可以进到这个壳里继续长，它是积年累月，固定在一个定点不动的。海水潮涨、潮落，它都不动。所以，我们拿牡蛎来做什么？

经方用它镇固水中之阳，是镇固用的。因此，我们之前讲的桂枝加龙骨牡蛎汤去芍药的救逆汤，因为火逆，气血脱位了，用牡蛎跟龙骨收摄浮越的阳气，收回血中脱出去的气，因为"血中脱出去"的气比较多，所以牡蛎多、龙骨少，是这样的结构，所以说牡蛎有不动、沉气的药性。

那么，蛤蜊呢？它在海里面是像拍翅膀一样的、两片壳还可以游泳的？这镇固阳气吗？它自己都定不下来，还镇固谁？它的药性当然就浮上来了。蛤的作用点就在比较上、比较表的地方，跟牡蛎性质上就不一样。要说化痰软坚的话，我们从文蛤放在文蛤散这个方里面就知道，这个水是塞在表皮下的，而文蛤会浮上来把这个水通掉。

为什么它能通水？古时候的说法是，我们看蛤这个东西小小一只，但它不断地吸水、吐水，它的形态上就像是一个"泵"一样的东西，它不断地在那里像抽水马达一样抽水，当皮肤起水疹的时候，就用它来抽这个水。

——这个是牡蛎和蛤的对比。

三、海蛤和文蛤

如果我们要讲海蛤和文蛤的对比呢？

海蛤，在《神农本草经》里说什么？说它治“咳逆上气、喘息烦满、胸痛寒热”，大家有没有发现，海蛤的主治好像就是以胸部这一块为主？所以我们治妇人血结胸用“海蛤散”，是不是？海蛤就是可以把塞在胸部这一块的东西抽掉。所以《神农本草经》里海蛤的药性，是指向胸腔这个地方的，从胸腔向下拽。

文蛤的药性是什么？“治恶疮蚀五痔”，这指向什么？这是皮肉之间的湿热，所以皮肉之间的湿热用文蛤。

看得出来，在《神农本草经》里，这两味药的“指向”就已经不一样了。

我想，要治疗热水之邪闷在皮肤底下，文蛤是比较对路的。当然我不敢说我们绝对要如此用药，但是如果我们说古方的“逻辑”——《神农本草经》指导《汤液经法》——的话，大概是这样的逻辑。

海蛤的药性和文蛤的药性，为什么会差异如此之大？不同样都是蚌壳吗？只是一个比较新鲜、一个比较老，为什么差别会这么大？

这是因为，当这个蚌壳还很新鲜的时候，它的药性是这个生物还活着的时候的物性，文蛤的药性就像它活着的时候，它会吸水、会游泳，比较轻、比较浮。

但一旦它在海边，被海水冲刷了三年，它的药性就变成是环境的调性。海蛤在海里，冲到纹路也磨平了、棱角也磨钝了。古时候的药书又说海边的海鸥，没事也嚼两片蚌壳吞下去，用它帮助消化，再从大便排出来，所以在海边捡到的海蛤，通常已经从海鸥的嘴巴到屁股走了很多趟了。于是它的药性就变成帮助一些东西从“嘴巴朝向屁股”坠下来，所以它是一个很圆润、很滑的东西。

因此，文蛤和海蛤的药性，就这样分开两路了。

我们刚刚说的海蛤散，是一个比较标准的海蛤药性的指向：

如果一个人是气虚浮肿、肺气不利、热痰喘嗽……肺中有热清不掉，过去有一个方子就是海蛤粉加上青黛：蛤黛散，这样可以把肺里面的热痰泻下去，所以胸腔塞住的热邪，海蛤可以把它滑掉。胸腔有没有包含肺？有。包含肺有没有包含皮肤？有。所以拿海蛤磨成粉擦在烫伤的地方，可不可以？可以。

只是烫伤的有效方太多了，今天就不再提了。

所以，我想清肺、润肺等的效果，海蛤是可以做到的；清掉胸部这个地方塞住的湿邪、热邪是可以的。

文蛤，我们就姑且当成是比较走“皮下”一些的。

当然，它们能止咳逆、消胸痺、化痰软坚、消热，这些都是共通的药性。如果要再说的话，文蛤、海蛤都是蚌壳，磨成粉可不可以当制酸剂？可以呀。可以治胃酸过多，但是效果就不如瓦楞子之类的，瓦楞子的制酸效果可能就比蛤类的好，这大概是不同种的蚌壳有一些稍微不同的效果。我们在这里先知道这几味类似药物的走法、路数并不是完全一样的，就可以了。

四、桂枝救逆汤中的牡蛎和文蛤汤中的文蛤

我这也有点闲扯——这样教本草？——如果说是牡蛎磨成粉，可不可以治烫伤？也可以，因为海里的东西，咸、化痰饮、微寒的药性，其实是差不多的。但我认为讲到方剂，内服方剂的走向，还是要仔细一点。

美国的倪海厦先生曾经引用日本浅田宗伯的言论，讲桂枝救逆汤可以治烫伤。于是就有看他光碟讲课的学生，把桂枝救逆汤打成粉，分送各处亲朋好友当成治烫伤药粉。我知道这事儿的时候，愣住了，觉得有点懊丧，因为我完全没想过桂枝救逆汤的这种用法。于是第二天早上，我就把原文的日文版《勿误药室方函口诀》看完了。

日文版说：这个方是治疗火邪的，所以如果是烫伤的人感觉到烦闷疼痛，或是身上有灸疮的人发热了，这样的状况下可以用这个汤来医。所以在浅田宗伯的言论里，这个汤还是一个内科药，不是治烫伤，而是治烫伤的“烦闷疼痛”；并不是治灸疮，而是治灸疮的“发热”。因为烫伤造成的“烦闷疼痛”、灸疮造成的“发热”，这就是“火逆”了，这个汤可以医。浅田宗伯又说，如果拿麻油调牡蛎粉，在烫伤的地方上面一涂，火毒就立刻消掉了。如果连这样外用都这么厉害，就可以知道这个汤内服有多好用了。

内服治烫伤的例子倒是有。日本的大冢敬节，有一次他家的帮佣阿姨，脸给火燎伤了，他给她外敷紫云膏，内服救逆汤，二十分钟差不多就好了。但也不晓得紫云膏的疗效占多少，救逆汤的疗效占多少。

所以，我想，这是一种情报一传再传之后的衍生……变成有人拿桂枝救逆汤当作烫伤药粉。如果真的发生严重的烫伤了，这个药粉这样用能不能救命，到今天还是一个未知。但至少，当年浅田宗伯不是这么说的。

所以牡蛎到底有没有治烫伤、火伤的作用？还是有。甚至倪海厦先生也有说，烫伤的水疱，是水气在皮下，要靠牡蛎把它“降下去”。这样的说法，不能说是错。

只是，一旦文蛤上场了，我们还是要做详细的分辨，文蛤和牡蛎相比的话，文蛤就比较浮、沿人体表面清湿热；牡蛎是把水中外浮的阳气抓下来。这样的一种不同，我想还是应该认识一下。

五、文蛤汤中的文蛤和五倍子

关于文蛤，还有一件事，历代医家对于文蛤散其实是有点不信任的。火气跟水气塞在皮肤下，怎么一味文蛤就可以解决呢？我觉得，也不要说不行，因为《神农本草经》的文蛤主治就在治这个，“皮下湿热”就是文蛤的主治。

但历代医家因为不相信，所以就往别的方向想，于是就产生了别的思考，而这个思考又受到另一个方剂的影响，就是同样这几味药（指桂林本）煮成的“文蛤汤”。

在消渴病里的文蛤汤是治什么的？是治一个人狂渴狂饿不止：

【桂11-122／金匮、消渴7、呕吐19类似】

消渴，欲得水，而食饮不休者，文蛤汤主之。

【文蛤汤方】

文蛤五两　麻黄三两　甘草三两　生姜三两　石膏五两　杏仁五十枚　大枣十二枚

右七味，以水六升，煮取二升，去滓，温服一升，汗出即愈。若不汗，再服。

消渴病如果是发热、出汗、渴，这是白虎加人参汤。

没有理由就是狂吃、拼命想要喝，一直喝、一直吃，以今天的医学，会说这事很容易发生在糖尿病的病人身上。

而文蛤汤证，真的就是用文蛤汤能医。

为什么文蛤汤能医？我想我们只能很勉强地“以药测证”：

因为它是麻杏甘石汤的底子（一般医家认为它是大青龙、越婢汤的底，我并不同意，因为文蛤汤的石膏、麻黄比例是接近麻杏甘石汤的，走法不会是大青龙、越婢那一路，应该是麻杏甘石加姜枣结构），所以一个人肺有燥热，上焦燥热，这个人的反应会很渴。在虚劳篇也讲了，人要吸收营养，需要营卫能通，营卫不通的人，吃了东西也不能吸收，所以狂吃、狂喝，但是都不饱、不能止渴。所以有姜、枣调营卫，麻杏甘石汤的底子清肺热，这可能就是这个上焦水热纠结的消渴症状得以缓解的原因。因为临床上有效，我们姑且就先这么相信。详细的事情，我们等以后讲到消渴的时候再说。

因为文蛤汤是治“渴”的，而历代医家看这个方里没什么润药，就不太理解为什么这个汤可以“治渴”，所以就说：

“会不会张仲景说的文蛤，是另一味叫‘文蛤’的药？”

什么是另一味叫文蛤的药？的确有，另一味名字叫文蛤的药，是一种盐肤木上面寄生虫搞出来的一颗颗的小树瘤，中药里面叫它“五倍子”。五倍子的别名叫作文蛤，所以就有医家认为，张仲景说的“文蛤”，可能是在说五倍子。

当然，这个说法很牵强，因为汉代的时候，文蛤就是文蛤。

五倍子这个药非常难吃，很酸、很苦、很涩的一个味道，但是因为虚证而发热、发渴的时候，它是一个很有用的药。有时候一个人的渴病怎么医都医不好，加一点五倍子就好了。所以虚证的渴病，五倍子是有临床疗效的。那五倍子煮汤可不可以治文蛤汤证、文蛤散证？不一定。但它一般治虚热狂渴很有效，所以就有医家说应该是要用五倍子这个植物药。

不过，临床上经方家用五倍子治文蛤汤证、文蛤散证，有些会好、有些不见好。

所以我不认为要用五倍子替代文蛤，我想我们还是文蛤汤原方先用用看，不是太有效的时候再说。

但是，因为这些说法都存在，所以还是要向各位同学报告一下。

〔摘自二〇〇九年《伤寒杂病论慢慢教》课程第九段第四堂、文蛤散〕

第七节 【药势】龙骨神话

一、传说中的龙

《神农本草经》：

龙骨上品：味甘平，生川谷，治心腹鬼疰，精物老魅，咳逆，泄利脓血，女子漏下，癥瘕坚结，小儿热气惊痫；龙齿：治小儿、大人惊痫，癫疾，狂走、心下结气，不能喘息，诸痉，杀精物，久服轻身，通神明，延年。

龙骨这味药，是什么东西?

农民在耕田的时候，耕着耕着挖到一坨巨大的古生物化石，就是挖出“龙骨”了。它从前是什么动物？是龙吗？是暴龙？三角龙？不一定，长毛象也行，牛、马、狗、猪都行，只要看起来比较大就好，所以古代巨大动物的骨头化石，就是龙骨。不管它在那里多久，百万年、千万年，都不重要，差不多就行，看起来是化石就行了。

不过古人在这件事情上面，是很天真的，一直到清末的本草学家，大多都认为龙骨真的就是神话故事里的龙。还不是恐龙，而是飞在天上、庙宇的檐柱上会看到的那种龙，所以读这些本草古书，有时候会让人觉得很荒谬。

中国人对龙，有一些江湖传说，说龙很喜欢吃燕子，所以人如果要出海，千万不要吃了燕子再出海，不然龙就会闻香追到船边，船会被风雨打沉，很多这种故事；又说龙很喜欢燕子，所以炮制龙骨的时候，最好拿燕子来炮制。这些东西临床上到底有什么意义？这已经变成是神话传说掺和到用药里了。

我们又说龙是一种活在异次元世界的生物，“神龙见首不见尾”这句话，说不定是意味着“龙这个东西，本来就活在跟我们的空间重叠的另一度空间里”，所以要有阴阳眼才看得到龙，不然的话是看不到龙的。

中国人说“龙无耳，以角听”，我们这个世界的声波，它们听不到的，用角来当作超次元雷达。

而相传龙到了秋天、冬天，会潜到地底去生活，我们空间里的泥土对龙所存在的空间是没有影响的，它在另一个世界的天空飞翔，到了春天、夏天，它就飞到天上去。当龙从地底飞到天上的时候，我们的世界会发生什么事？它会引动地气、冲上天空，所以会打春雷。中国人就说：春雷，是龙飞到天上的时候引动地气造成的。这种说法我们不能肯定，也不能否定，因为我们没有阴阳眼，我们都没办法看到异次元生物是什么，说不定古代真的有人能看到，这我们不知道。

可是，中国本草学家又问了：“既然龙跟我们住在不同的空间，是异次元世界的生物，为什么能挖得到它的骨头？”

于是就又有本草学家出来解释说：龙的飞行速度像打春雷的闪电一样快，是一种近似于瞬间移动的速度，所以龙离开地底，瞬间消失、出现在天空的时候，地底能量的世界就“空掉了一条龙”，产生了一块“龙的不存在”，而这样的“不存在”，就会吸引地底的泥土，自动递补过来，结成了龙骨。一直到清末都还有人这样相信，当灵魂的世界，有一条龙瞬间移动到天上的时候，底下的泥土因为龙不见了，所以就自动吸附成龙骨的形状了。

而历代本草学家说龙骨会有如何如何的药性，有不少也是以这些神话故事来推论的。

二、象征物的龙骨

我想这是有点太扯了。因为现代生物学上的考证比较严谨了，我们挖出来，就会知道那是什么动物的化石。今天药店的龙骨，大多不是龙的骨头啊！这些本草学的推论，不就都变成是胡说八道了吗？

可是如果我们以药性来看的话，关于这些“大动物的化石”，或许我们可以讲一个比较简单、粗糙的童话来作为象征物，就可以把龙骨的药性快快了解：

有一块骨头，在地下埋了几万年……我们的假设是，万物都有生命能——“气”，虽然是死掉的骨头，还是有某种生命的律动，这块骨头留在地底这么久，就好像它在那儿沉思了几万年，它想啊想啊，想着：“从前我还活着的时候有多逍遥，可以在外面跑来跑去、看风景，现在变成空壳儿了，失去灵魂了，躺在这儿，真是枯燥又乏味。”

于是这个东西之中就慢慢形成一种念力，一种想要紧紧抓住灵魂的力量，因为它是一个渴望灵魂渴望了几万年的东西，所以我们把它吃下去以后，身体里面的灵气、磁场有什么脱位的地方，龙骨可以把它抓回来，这就是龙骨最主要的药性，我们临床上主要就是用它这个药性：固摄人的元气。

三、“收涩”与“收摄”

因为龙骨这个“吸引元气”的药性，我在使用的时候，比较喜欢用生龙骨。有人说颜色比较多的龙骨效果比较好，所以我们在药店买龙骨的时候，五彩龙骨就比白龙骨贵；我们又认为，如果把这个干干的骨头放在舌头上，会黏住舌头的，代表吸力比较强，所以效果比较好——有这些说法。

但我看到这些地底挖出来的骨头，实在是没有那个冲动要去舔它，所以目前为止，它会不会黏舌头，我还不知道。不过基本上，我自己用药喜欢用生龙骨。

火烤过的龙骨，即所谓的煅龙骨，它就更有“收涩”的药性——生龙骨比较有“收摄”的药性。而张仲景的方里面，用的是它“收摄”的药性多些，所以用在经方的话，我多半是用生龙骨。

当然，有些病是煅龙骨比较派得上用场的，有些情况是特别会需要有“收涩”的结果。比如妇人血崩，这时候直接用煅龙骨就可以了。若是要止一个人的大便滑泻，用煅龙骨，因为它能收涩，但这是急病治标的考虑。但如果我们不只是要止一个人的拉肚子，还要调理他的体质，可能生龙骨的药效会比较好。因为它在“收摄”的过程里，也会有“收涩”的效果。一般而言，如果是补药或是调理身体的药，我觉得用生龙骨不错。

我们用的“涩”剂之中，不少药味的药理都是比较特别的，“涩”剂的背后，往往都有“摄”的语感在支撑它的“涩”这件事情。比如说有一味让肠子不要滑泻的药，叫作赤石脂，它是红色高岭土的粉末，也是一个有名的涩剂，可是中国人在论本草的时候，就会说赤石脂的效果是“把气血焊接在一起”“引元气入尾闾”，而以结果来讲到最后，会有“收住什么”的效果——所以说涩的背后，要有摄的力道，才是比较高级的。在中药里，我们不太认可完全的涩药，因为完全的涩药就有“堵住”的意思，总觉得这样并不十分健康，它里头需要有更高级的药性运作才行。

所以，我们在谈龙骨的时候，后代的很多方子，都把它当成是什么锁精、固精，让男人不要泄精的药，这部分我就不讲了，因为其实这部分的药性，用到后来究竟有没有意义，用涩剂这件事情，本身到底有没有意义？这还是一个存疑的东西。人身的阳气要通才好，所以宁可用其他的方法来引导，像以后会讲的，张仲景的治杂病的虚劳篇就是在示范“填补”不如“通调”的用药思路。

如果要讲到虚劳，以重镇药或安神药的角度而言，龙骨是对自主神经失调有效的药物，自主神经的作用、阴阳的概念，之前教房中术“调阴阳”的时候也讲过了，以后虚劳篇还会再讲。

我们看看《神农本草经》讲的龙骨，它说治“心腹鬼疰、精物老魅”。看起来好像在说这味药是治疗一个人的精神异常，也可以说这个药是在固定一个人的元气，让一个人的能量场域不要混乱。

关于龙骨的药性，到了清代，应该是徐灵胎，他说龙骨是“敛正气，不敛邪气”，这个讲法大家还是认同的。因为中药里有一些收敛的药，用了之后邪气也会被收敛住，比方说我们感冒的时候尽量不吃地黄，因为会黏住邪气。这样的情况下，龙骨就是感冒的时候也可以用的药，因为它收住元气，但不会收住邪气，这是它很好的一个地方。

“咳逆。”能够重镇、降逆，引气归源的药，当然可以治咳逆。

“泄利脓血。”龙骨以药性来讲是“涩肠”，这部分没问题。说到涩肠，龙骨在古时候有一个小小的用途，就是治大肠油。人的大肠有时候会分泌一种黏黏滑滑的东西，让人放屁的时候，会觉得屁股里好像有一种吹泡泡的感觉，大肠油也是有种味道的，会让这个人放了屁以后，全身整天都是屁的味道，这时可以用龙骨把它收掉。

“女子漏下。”血崩、气脱这些龙骨都有办法。

“癥瘕坚结。”肿瘤类的东西，我们说牡蛎本来就是一个很能治疗肿瘤的药，龙骨和牡蛎搭配的时候，效果会特别好，临床上是这样的。当然，古时候医家就会说，龙骨就是龙的骨，所以它“精灵神异”，会钻进去帮我们打妖怪。我想这是神话故事的成分比较高。不过至少在神话的领域，我们还是有一句话可以讲，就是：它是一味引阳气归位的药。如果我们有个地方会长肿瘤，那就是一个阴实的地方，纯阴无阳的一个区块，如果我们能引阳气到这个区块里面，是不是这个肿瘤有可能就会变得不那么恶性？这个可能性虽然讲得很玄，但多多少少会有这个层面的助力。

“小儿热气惊痫。”一些止肝气上逆、祛痰的药方，龙骨或龙齿都很有用。

四、龙齿的特殊药性

接着我们讲龙齿："治小儿、大人惊痫，癫疾，狂走"。我们的分类法里面，龙属木属肝、虎属金属肺，所以肝胆区块的痰证（直接治肝痰的是旋覆花）或者是肝气上冲这类的症状，大概都有机会用龙字辈的药；"心下结气、不能喘息、诸痉"，仲景方里看到这些药性的地方不多，但唐朝的方书里倒是有。

宋朝的许叔微遇到一个人，他的病是睡觉的时候，看到自己的灵魂飘浮在自己的肉体上方，于是吓得不能睡觉，许叔微就开了一剂药，里面用了龙齿，把这个魂收敛下来。

后来一直到傅青主、陈士铎都继续沿用这个传统，我自己也治过这个离魂症，用配方颗粒加点龙齿的粉末就治好了。在离魂症的治疗上，龙齿是很好用的。

不过离魂症这个病，我们一辈子遇不到几个，为什么我要特别说呢？需要说的是，我们说"肺藏魄、肝藏魂"，要定魂的话就是龙骨或是龙齿，临床上的话，龙齿比龙骨有效。之前讲真武汤的时候提到高血压，我曾经讲过治疗高血压，除了阳虚水毒之外，还有一路药，走镇肝熄风这个路子，那时候我没有仔细讲为什么镇肝熄风要用龙齿。肝的能量会上脱、外冲的时候，龙齿这个药是特效药，临床上当我们遇到肝脉又弦又硬的时候，往往就是有机会用龙字辈药的时候。很多高血压的人肝脉都是又弦又硬的，即使是水毒型的，药方也可以加味外挂龙齿，临床上可以稍微留意一下这一点。

五、“龙齿安魂”相关资料补充

宋·许叔微《普济本事方》：

真珠丸

治肝经因虚，内受风邪，卧则魂散而不守，状若惊悸。真珠母大于常珠，形状不一。

真珠母（未钻真珠也，三分，研如粉，同碾）、当归（洗去芦，薄切，焙干后秤）、熟干地黄（酒洒，九蒸九曝，焙干），各一两半，人参（去芦）、酸枣仁（微炒，去皮，研）、柏子仁（研）各一两，犀角（镑为细末）、茯神（去木）、沉香、龙齿各半两。

右为细末，炼蜜为圆，如梧子大，辰砂为衣。每服四五十圆，金银薄荷汤下，日午夜卧服。

独活汤

独活（黄色如鬼眼者，去芦，洗，焙，秤）、羌活（去芦）、防风（去钗股）、人参（去芦）、前胡（去苗，净洗）、细辛（华阴者，去叶）、五味子（拣）、沙参、白茯苓（去皮）、半夏曲、酸枣仁（微炒，去皮，研）、甘草（炙）各一两。

右为粗末。每服四大钱，水一盏半，生姜三片，乌梅半个，同煎至八分去滓，不拘时候。

绍兴癸丑，予待次四明，有董生者，患神气不宁，每卧则魂飞扬，觉身在床而神魂离体，惊悸多魇，通夕无寐，更数医而不效，予为诊视。询之曰：“医作何病治？”

董曰："众皆以心病。"

予曰："以脉言之，肝经受邪，非心病也。肝经因虚，邪气袭之。肝藏魂者也，游魂为变。平人肝不受邪，故卧则魂归于肝，神静而得寐。今肝有邪，魂不得归，是以卧则魂扬若离体也。肝主怒，故小怒则剧。"

董欣然曰："前此未之闻，虽未服药，已觉沉疴去体矣，愿求药法。"

予曰："公且持此说与众医议所治之方，而徐质之。"

阅旬日复至，云："医遍议古今方书，无与病相对者。"

故予处此二方以赠，服一月而病悉除。

此方大抵以真珠母为君，龙齿佐之，真珠母入肝经为第一，龙齿与肝相类故也。龙齿、虎睛，今人例作镇心药，殊不知龙齿安魂，虎睛定魄，各言类也。东方苍龙木也，属肝而藏魂；西方白虎金也，属肺而藏魄。龙能变化，故魂游而不定；虎能专静，故魄止而有守。予谓治魄不宁者，宜以虎睛，治魂飞扬者，宜以龙齿。万物有成理而不识，亦在夫人达之而已。

清·傅山《傅青主男科·怔忡惊悸门》：

神气不宁

人每卧则魂飞扬，觉身在床而魂离体矣，惊悸多魇，通夕不寐，人皆以为心病也，谁知是肝经受邪乎？盖肝气一虚，邪气袭之，肝藏魂，肝中邪，魂无依，是以魂飞扬而若离体也，法用珍珠母为君，龙齿佐之，珍珠母入肝为第一，龙齿与肝同类，龙齿虎睛，今人例以为镇心之药，讵知龙齿安魂、虎睛定魄？东方苍龙木也，属肝而藏魂；西方白虎金也，属肺而藏魄。龙能变化，故魂游而不定；虎能专静，故魄止而有守。是以治魄不宁宜虎睛，治魂飞扬宜龙齿，药各有当也。〔此症岳每用桂枝汤、温胆汤参之颇效〕

清·陈士铎《辨证录·不寐门》：

人有神气不安，卧则魂梦飞扬，身虽在床，而神若远离，闻声则惊醒而不寐，通宵不能闭目，人以为心气之虚也，谁知是肝经之受邪乎？夫肝主藏魂，肝血足则魂藏，肝血虚则魂越，游魂亦因虚而变也。今肝血既亏，肝脏之中无非邪火之气，木得火而自焚，魂将安寄？自避出于躯壳之外，一若离魂之症，身与魂分为两也。然而离魂之症与不寐之症，又复不同。离魂者魂离而能见物，不寐而若离魂者，魂离而不能见物也。其所以不能见物者，阴中有阳，非若离魂之症绝于阴耳。治法祛肝之邪，而先补肝之血，血足而邪自难留，邪散而魂自归舍矣。方用引寐汤：

白芍一两，当归五钱，龙齿末火煅，二钱，菟丝子三钱，巴戟天三钱，麦冬五钱，柏子仁二钱，炒枣仁三钱，茯神三钱。水煎服。

一剂而寐矣，连服数剂，梦魂甚安，不复从前之飞越也。

此方皆是补肝、补心之药，而用之甚奇者，全在龙齿。古人谓治魄不宁者，宜以虎睛；治魂飞扬者，宜以龙齿，正取其龙齿入肝而能平木也。夫龙能变化，动之象也，不寐，非动乎？龙虽动而善藏，动之极正藏之极也。用龙齿以引寐者，非取其动中之藏乎？此亦古人之所未言，余偶及之，泄天地之奇也。

〔摘自二〇〇八年《伤寒杂病论慢慢教》
课程第七段第六堂〕

第八节　柴胡加龙骨牡蛎汤

一、"膜网"与灵魂的身体

讲柴胡龙骨牡蛎汤，得把我们之前讲过所有关于少阳区块的种种都加到一起考量。另外，今天用来解释这个汤剂作用的一些论点，我觉得，同学把它们当作开药思路的一些"象征符号"听一听就好了。因为，真相是什么？恐怕除了一些有超能力的人之外，以一般人的能力，大概没办法感知到它究竟是什么，终究是个黑盒子。

我今天勉强讲的一些论点，也只是"在开药的时候，借用这样的'画面'来帮助我思考，开柴胡龙牡汤会比较好开"，是暂时借用的理论。它到底是不是绝对的真实？我想我们都必须诚实地承认：我们都不是超能力者，没办法看到人的灵魂到底长什么样子，所以这些理论只能说是暂时借用。

【桂7-79／宋107】

伤寒八九日，下之，胸满，烦惊，小便不利，谵语，一身尽重，不可转侧，柴胡加龙骨牡蛎汤主之。

看到这些主证，同学有没有觉得毛毛的？是不是"太杂"了？

比如说阳明病，如果是人发高烧、谵语的话，那这个人通常是“小便利”的，对不对？因为小便通利，才会把大便抽干，这是一体两面的东西。可是柴胡龙骨牡蛎汤证的这个人既会语无伦次又小便不利，这个语无伦次的热气是哪里来的？或者说，它果真是燥热之气吗？

这样我们就会想：“它的病机到底是什么？”

我们通常说谵语是热症，但是“烦惊”呢？烦常是热症，惊通常不是热症，像心中慌慌的“心中悸”通常是阳虚，所以它的主证框是很奇怪的。

而且“一身尽重”这一点，我们在从前大青龙汤证的时候，讲它有一个主证是“身重乍有轻时”，一个人的全身都被寒气、风邪压住了，所以他会觉得身体很重，不能动。那么，柴胡龙骨牡蛎汤的感冒，到八九天才被误下一次，那他到底是被什么压住了？整个主证框会让人觉得不太容易理解。

过去的医家为了理解这件事情，也都花了一些工夫，当他们在说这件事的时候，也会让人觉得有道理。可是，如果是我自己吃柴胡龙骨牡蛎汤的话，我会觉得柴胡龙骨牡蛎汤在做的事情，比注家讲的还要多。

【柴胡加龙骨牡蛎汤方】

柴胡四两　龙骨一两半　黄芩一两半　生姜一两半　人参一两半　桂枝一两半（去皮）　茯苓一两半　半夏二合半　大黄二两　牡蛎一两半　大枣六枚（擘）　铅丹一两半

右十二味，以水八升煮取四升，纳大黄，切如棋子，更煮一二沸，去滓，温服一升。日三服，夜一服。

一般注家会说这个人“烦”，所以我们用清热的药，有大黄、有黄芩；这个人“惊”，所以我们用镇心安神的药，有龙骨、牡蛎、铅丹，都是很重的药；“小便不利”，当然就要用桂枝跟茯苓，帮助膀胱气化；“一身尽重”，这是三阳经都被压住了；惊吓的话，桂枝、茯苓也是可以补心阳安心神的药；胸闷的话，也有桂枝去芍药这样的组合。这样讲下来，好像所有病症都有了结果，把少阳清干净，胸胁的闷也会减缓。

——这样的说法都是合理的。只是，以我一个身为柴胡龙骨牡蛎汤的老病号来讲，就会觉得：得了柴胡龙骨牡蛎汤证的时候，这些注家讲的话没有亲切感！因为，我病的感觉并不是他们说的那一套；我吃柴胡龙骨牡蛎汤的感觉，也不是他们说的那一套。这是它比较玄的地方。

在讲这一条的时候，我们先从一个地方讲起：

在讲少阳篇的时候，不知道同学们还记不记得张仲景说少阳病是“不可吐下”的？吐下会怎么样？“汗谵吐下悸而惊”，吐下会悸而惊，对不对？所以张仲景本身对少阳病的看法就是，如果在少阳病的时候用了一些不适当的疗法，会有一些医坏的症状出来。就像太阳病如果误下，邪气拉到哪里要怎么办……这我们已经读到很多了，很多汤证都是在讲太阳误下要怎么办，所以太阳误下的有些症状是我们已经认识的了。可是少阳误下的“悸、惊”症状，现在我们要来正式面对，这是一点。

历代注家对“伤寒八九日”没有太多的考据，因为一般伤寒传一经是六七天，到八九天通常是太阳经病完了，下一条要传阳明了，一般注家看到这一条就觉得：“不要算它阳明，算它少阳。”所以写注解的时候，就写“这是少阳病，然后遭到误下了”。

如果我们以张仲景的写作逻辑来讲的话，我们通常都把柴胡龙骨牡蛎汤的误下，看成少阳误下，而不把它看成太阳误下。因为太阳误下所产生的各种变证，和少阳误下的各种变证，调性上是颇不一样的，所以历代注家通常会把这个看成少阳误下，虽然柴胡龙骨牡蛎汤根本就不需要先发生感冒也可以产生，但我们以一个疾病的区块来讲的话，它在“逻辑上”是比较接近少阳误下，这是一点。

另外一点就是《伤寒论》本身的条文，能支持到这个条文的、这个方剂用药的地方，我们有几个点可以想：首先，用茯苓、桂枝大概没有什么疑惑，之前提到过，张仲景用的桂枝可能就是我们现在比较便宜的肉桂，我们现在用的桂枝都是太细的嫩尖、味道很淡。但在这个证里头，恐怕用便宜肉桂效果会更好。我们一般去药店里头买便宜肉桂，看起来就像桂的树枝，有手指头粗细。因为这整个病证也关系到我们之前提到过的陈士铎的助勇汤，一个人胆子小可以用的药：

清·陈士铎《石室秘录·腑治法》：

论治胆怯

张公曰：天师太略，余当增广之。凡人胆怯不敢见人者，少阳胆经虚也。而所以致少阳胆经之虚者，肝木之衰也。而肝木之衰，又因肾水之不足。法当补肾以生肝木。方用：

熟地一两，山茱萸四钱，芍药五钱，当归五钱，柴胡一钱，茯神五钱，白芥子一钱，生枣仁一钱，肉桂一钱，水煎服。（〔批〕助勇丹。）

此方之妙，补肾之中用补肝之品，尤妙再去补心，使心不取给于肝胆之血，则胆之汁有余，而怯形可去。又妙在用肉桂以入肝，如人得勇往之人，自然顷刻胆壮矣。此治脏实有妙理，人知之乎？

要助勇的话，少量肉桂有用，少量桂枝不太有用，所以柴胡龙骨牡蛎汤里的桂枝用便宜肉桂是比较对证的。

在柴胡龙骨牡蛎汤之后的《伤寒论》条文，隔了两条之后，张仲景就开始讨论到“火逆”这件事情。火逆是什么呢？就是我们感冒，太阳表证，要把邪气发散出来，用药也好，用针也好，吃吃桂枝汤、麻黄汤把汗发出来感冒就好了，或者是用针刺穴道让人出一身汗，这些都是可以的。但是基本上能够治感冒的汗，是用正确的药物或针法逼出来的。

因为感冒一般都是出了汗就会好，所以就有一个反推的逻辑出现，就是“感冒就要出汗，出汗感冒就会好”，变成像我小时候，只要感冒了，我奶奶就会说：“来，裹棉被，出了汗，就会好了。”但往往出了汗，也没好。——当感冒的时候，硬给他裹棉被，没有用对药也没有用针，硬用温度把汗逼出来的时候，逼出来的汗会扯歪身体的气血，这个气血被扯歪的现象叫“火逆”。在后面火逆的条文里面最主要的用药是什么呢？是龙骨跟牡蛎，而且从张仲景的用药配比里，我们可以很明显地看出：如果是血分里的元气被扯出来的比较多、气分里的气被扯出来的比较少，这些方子常常都是牡蛎多于龙骨，因为牡蛎是把气收回到血液里面的，而龙骨是把气收回整个人的轮廓里的——有这样的区别存在。

柴胡龙骨牡蛎汤的龙骨和牡蛎，要说是重镇安神，固然是有道理；但是在临床上使用起来的药感，不如说是让我们的元气重新归位用的。

当然要说龙骨、牡蛎是祛痰也对。这几个层面的说法其实都对。不过如果单说它是重镇安神或者单说是祛痰，这样可能就不完整了。因为从它整体的运作来讲，这几个层面的作用恐怕都会用到。

柴胡龙骨牡蛎汤证，在“感冒”来讲的话，可能会有一些少阳的热气，所以可能会有类似热入血室的谵语，可能会有心烦，不过它的心烦跟热证的烦在临床上感觉还是不太一样。少阳不通畅、胸中大气不够，就会胸闷，这是一般的解释。不过柴胡龙骨牡蛎汤的胸闷，实际上和柴胡桂枝汤的胸闷也还是有一些差别的。

至于人被吓到以后，在紧张状态，肾阳不够，所以膀胱气化机能减退，造成小便不利，这是常有的事。但这个“小便不利”，不一定是尿不出来，说不定是一小时要去三四次厕所，就是当人处于紧张状态的时候，往往会特别容易跑厕所，这个也是可以算到“小便不利”里面去的，小便不利本来就是苓桂剂的主打，包括苓桂甘枣汤等的方剂，小便不利都可以是主证。

接下来，如果容许我用比较个人的说法来说这个汤证病机的话，就要讨论到“少阳区块的意义”这个问题了。

我们之前说，虽然历代医家一直不太敢明着讲这件事，但一直以来，如果要说少阳三焦是什么东西，大家都会有一句话到口边但不说出来，就是“膜网”。

就是一层像膜状的东西，这个一层像膜一样的膜网——圈住我们人体表面的一块磁场——到底是干什么的呢？之前在处理少阳区块的时候，我们说：膜网，如果用中医里面比较形而上的方法去说的时候，身体里面那些“形而上”的十二经络、奇经八脉，可能是行走在膜网上面的——奇经八脉我们不敢这么确定——但十二正经很像是这样的画面：

我们的三焦，亦即少阳膜网，如果是一片平原，那十二正经，就是走在这个平原上的高速公路。

为什么讲“形而上”呢？因为经络是解剖看不到的东西，人体组织有它的“轨迹”，但它的实质却是类似电流的东西。这是一点。

而另外一点，就是当人死的时候，这些东西就消失了，人死了经脉就测不出来了。人死了之后眼珠、牙齿、内脏都还在那儿看得到，可是无形的十二经脉会随着人的死而离开，所以有人说到“灵魂的重量”，说人死的时候会少掉二十几克，好像有个什么东西离开了我们的身体。而当这个东西离开之后，我们的膜网或十二经络就都没有了，这是一件事。

可是我们现在是活人，活人要考虑到另外一件事：死掉的时候会减轻二十几克，这是灵魂的重量，对不对？但是当人没死而是睡着的时候，好像有些精密测量也说，当人在睡觉的时候，也会减轻掉一点点重量，虽然比那二十几克要少很多，在睡着的时候我们的身体会有个东西离开我们，而那个减轻的重量会在我们快要醒过来的时候回来。

这个睡觉的时候离开我们、要醒时又回来的东西，是什么？我们随便讲一个“假设”，说它是一个潜在意识的灵魂。

什么是潜在意识的灵魂？就是说，当这个东西离开我们了，或许它知道我们明天会飞机失事，它顶多也只托个梦而已，我们对它知道得不多，它跟我们的表面意识还是有阻隔的。

那么我们会怎么看待这个事呢？我想古人会说，人在睡觉的时候，我们的灵魂或者“不知道是什么”的那个部分，好像是会离开我们的身体，到某一个形而上的世界去吃了一顿饭再回来，它去吃的“那一顿饭”，是一种比较高档的生命能，当它回到身体的时候，会把这个生命能灌输到身体里，这时我们的身体会有一些原始的本能反应，男人的话是下半身会比较充血，女人的话是乳头会变得比较敏感，就是人在早上醒来的时候会有的反应。

这个东西，修道的人就会说它叫作“夜气”“先天之气”，练丹的人就会说当人有这样的反应的时候，要赶快趁这时候打坐，把它化为自己的内力。

甚至像傅青主、唐容川或是美国的倪海厦先生，他们都说女人的月经是奶水变成的，这个说法到底有没有根据？我后来就想到，从医家找根据有点不知道怎么找，但在道教的修练里，好像就有这么回事儿。就像道教说如果女人要练内功的话，最少要让这个女人回复到没有月经的状态，这样她才容易把能量累积起来练成内功，所以道教说女人先把月经练到没有的这件事叫作“斩赤龙”——把那只红色的龙斩掉——这就是在乳房那边做功夫，然后变成没有月经的状态。所以女人乳房的能量跟男人下体的能量，古人认为它是一种很高级的能量，《老子》或是一些房中术的理论说早上起来的时候让性器官有反应的“东西”是种很重要的能量，就是在谈这件事情。

当那小小的克数离开我们身体——现在我们都是讲假设的东西——去吃先天之气的时候，我们躺在那里流口水、打鼾的身体上面，有没有十二经络呢？还是有的。也就是说这个膜网跟十二经络好像是要我们死了以后才会完全地瓦解、消失而离开我们。

即使当我们在睡觉的时候，一部分的灵魂已经离开我们的肉体了，它还是有一部分维持在肉体上面，维系我们肉体的存活，好像有一个灵魂的磁场还是会留在那儿照顾我们的肉身——这是我们假设人睡觉的时候的状态。

在人死之前，膜网和经络都还是黏在我们肉身这一边的。

而当这个不知道是什么的、好像是灵魂的部分在“回来”或“离开”身体的当下，就是我们人入睡或是醒来的那一瞬间，有些人就说：“如果我们能有意识地度过这个瞬间，就能知道什么是生死。”——因为我们现在在讲的都是假设的部分，如果讲得比较夸张的话也请原谅我——我们就假设身体里住着一个小精灵，他要出去吃东西再回来，当他要回来的时候，他要重新跟我们的膜网接轨，也就是“广义的少阳区块”在讲的膜网，把它假设成：“如果人类的灵魂跟人类的肉体是有连接点的话，少阳区块所构成的这个‘膜网’就是人的灵魂跟肉体的交界面。”也就是这样，我们的针灸医学才会有意义，因为针灸都是下在人体很表面的地方，在这么表面的地方刺激，怎么能改善心、肝、脾、肺、肾这么里面的脏器的状况呢？这就是因为我们假设“人是以灵魂为主、肉身为辅的一种存在”，所以刺激经络上的一点，透过膜网的转化作用，就可以重新体现到我们的肉身来。

以我们现代西方心理学的研究来看，首先就是：人类的肉体有多大，透过现在的度量衡我们都可以知道；但我们的灵魂长什么样子、有多大？对不起，不知道。我们只知道灵魂和肉体的接触面是这个膜网。所以灵魂其实有多大？灵魂之外我们的“意识”、我们的“心”有多大？这更不知道了。因为有些现代心理学的研究就讲：人的“心”大到很可怕的地步，在一个可以坐满三百人的讲堂里面，如果某一个方向，比方说三十米远处，有一个人在用力地挥手，其实我们就可能感觉到心里面某种过去的情绪或者感触被激发出来了，也就是说有一个人在那里用力地挥手、喊叫，其实都已经在我们的“心里面”撩动到我们。所以这个学派里面比较精明的人，在教室里面他绝不敢坐在某一个位子，因为他知道某个角度是心的某一种情感地带，所以坐哪些地方老师会喜欢他、坐哪些地方老师会讨厌他——会有这种观点存在。

而最近台湾地区也开始流行一种一天要几万块的课程，就是国外的心理学和中国的针灸结合在一起的一套疗法，说“过去的情绪或心理创伤都会留在我们的经络上”，所以在一些穴道上面摸一摸、敲一敲就可以引发过去的一些无奈、悲伤、焦虑的回忆，他们发现无奈的情绪是归在大肠经、悲伤归在肺经、愤怒归在肝经、挫折归在胆经……验证到：情绪的确是会留下污垢在经络上的，那是能量的污垢、灵魂的污垢。

当他们要清扫这些污垢的时候，按的是手少阳三焦经（也有的学派是按足太阳膀胱经），听说不少人因此就痊愈了。这样的学说可能告诉了我们一些事情，就是：如果我们想要为正经十二脉、任督二脉上的伤痕做大扫除的话，那这个用来冲刷它的水，就往太阳区块喷或往少阳区块喷，就如同要洗这个地球的话，少阳就像地表，太阳就像保护着我们的大气层或电磁层（以中医脏腑对应而言，《黄帝内经》说“三焦对应于腠理，膀胱对应于毫毛”，层次还是看得出来的），所以往这两个区块冲水，就可以把十二经络上过去情志的创伤给洗掉，这是目前他们得到的临床证实。

如果我们用之前这个“假设的角度”来看这些结论，是不是在暗示着：经脉既然都黏在少阳平原上面，我们情绪受这个伤、受那个伤，这些伤是不是也多半伤在少阳区块、留在膜网？

而少阳区块、膜网所累积的这些创伤，就可能是临床上我们常在处理的柴胡龙骨牡蛎汤证。

临床上我们处理的柴胡龙骨牡蛎汤证有些类型，拿典型的来讲：癫痫——小孩子被吓到之后发病的那种。我不知道同学们有没有想过，过去的年代，小孩被吓到之后是不是都要“收惊”？为什么要收惊？是不是因为我们的假设认为“小孩子的灵魂很容易离开身体”？所以一旦小孩子忽然被吓到，他的灵魂有某些部分会掉在外面回不来，所以要请法师把这些东西找回来？——以这样的一个脉络在看待这件事。

如果这个小孩子收惊的过程没有处理得很好，我们说的出现“惊风”或者“惊痰”：如果我们发现小孩子被吓到之后，额头开始有青筋、虎口开始有青筋，就知道他肝胆区块已经开始有风邪进来了，之后可能就会有癫痫的问题——是这样的脉络。

所以我们大概可以这样想：“大人可能是因为执念比较

重，所以灵魂不是像小孩一样一碰就会离体的，比较年幼的小孩子一旦受到什么刺激，他的灵魂就会脱出去一下。”这个“脱出去一下”，会产生什么结果呢？

我以自己为例讲一下成人的“脱出去一下”是什么结果。像我自己因为生活习惯很不好，所以我几乎是制造柴胡龙骨牡蛎汤证的专家。

柴胡龙骨牡蛎汤证要怎么制造？刚刚说过一个人入睡和醒来之间关于灵魂的假设，当我们要入睡或者醒来的那个时刻，刚好有电话打进来，立刻就可以制造一个柴胡龙骨牡蛎汤证。

简单来说，就是“那个我们当作灵魂的东西”离开或者回到身体的“那个时点”，说不定有所谓的“倒车入库”的动作，如果这个灵魂在倒车入库的时候我们去惊扰它，它就会因为赶快要开进去，所以就一个不小心刮到车库的门，这样就是柴胡龙骨牡蛎汤证的制造——人在要入睡或是睡醒之间，灵魂是有一个出车库或入车库的动作的。如果刚好在这个时间点上被骚扰到，灵魂进入肉体的时候就会刮到我们的膜网，然后就在膜网上留下心灵创伤。

这个“心灵创伤”，我虽然这样讲是言之过重，但不晓得同学有没有类似的经验？就是在半睡半醒间被电话吵起来。如果在入睡的时候被吵，是不是好像觉得接了这通电话以后，就再也睡不着了？就是车子跟车库有什么钩到了、灵魂离不开了的感觉。如果是要醒来的时候被吓到的话，可能就会有一种胸口有什么东西纠住了的感觉？会觉得心里不爽不爽的，这时候“胸闷”和“烦”都出现了，接下来可能就觉得：“奇怪了，怎么接下来一个星期，只要听到电话声，就会吓一跳、心里抽一下、讨厌一下？”就是这个类似情绪伤痕的东西“烦惊”，让我们听到电话声都觉得难受。所以“胸闷烦惊”都有了。心情上有这种压迫感的时候，我通常也会小便不利、时时觉得身体发重。

而这种创伤情形如果变得更严重，病人接下来就会精神分裂、发神经了。

当然，如果在临床来看的话，精神症状比较符合用柴胡龙骨牡蛎汤证的，是各种各样的有点类似“恐惧症或强迫症”的东西。柴胡龙骨牡蛎汤证的一个典型就是：每次这个人见到别人，都会觉得有一种不舒服的感觉，然后越来越怕见人，后来不但害怕见人，而且害怕见到光，然后就把房间窗户都用黑布遮起来，如果有人来，他也自己躲在桌子底下不出来。就好像是第一次的刺激造成一个刮痕，同类的刺激就会引起恶性循环，好像滚雪球。第一次被电话闹醒是觉得不舒服，之后每次听到电话声都吓一跳，这个东西越叠越厚之后，变成某一种恐惧症，这种心理上的恐惧、创伤，临床上是比较适合用柴胡龙骨牡蛎汤的。

那至于“一身尽重”这个感觉，《伤寒论》的注家说“邪气压身就身体重”。而我的感觉是，当我们处在柴胡龙骨牡蛎汤证的时候，会有一种身体很重的感觉。我们之前讲过，膜网就像我们身体的轮廓一样，身体是靠膜网撑起来的，是灵魂的身体要把手抬起来，肉体的身体才会把手抬起来。所以当灵魂的身体刮伤了、被打残了，就会觉得肉体的身体变得非常重。当然这也是假设，可能有人也说这像大青龙汤证一样，邪气太多、压到了身体所以变得非常重。

不过同学们要想想：这个东西是一种西方主流医学可以解释，还是不可以解释的症状？我想这种种层面都有。

比如柴胡龙骨牡蛎汤证，如果是我们中医的解释，叫作“痰证”。这要怎么讲呢？我们之前讲过牡蛎是祛痰圣药，为什么这样讲？当一个人身体里某一部分的水中没有元气了，它就变成一滩死水了，死水坏掉就会变成痰，如果用了牡蛎壳，牡蛎是专门在水里抓元气的东西，它把元气抓回水里面以后，水就复活了，痰就变回津液了。那么柴胡龙骨牡蛎汤证的发狂，我们是把它归类到痰证的，这个痰证包括了癫痫这种倒在地上抽搐的病，用柴胡龙骨牡蛎汤来治的案例是很多的。还有包括一些其他的神经官能症，所谓神经病的“神经”的病，柴胡龙骨牡蛎汤也是常用的。这些病，中国人常说是“痰”。

西医可能会这么推论：如果我们的灵魂受到一些震荡，讲到“龙、牡”就是身体里面的血或津液里的气脱位，那气脱位，究竟是什么地方的气脱位？有些人就提出论点说这种类型的神经病人，可能是围绕在神经元周围的果冻状的像胶质的东西坏掉了，神经就会产生不正常的传导反应。那我们刚刚在处理的所谓痰证的“痰”，已经是现在“西医所假设的”太过于细微的部分的痰了，所以到底吃了龙骨牡蛎会有什么作用？它如何恢复这个一点点水里的电荷，让它变成有活力的水？简单来讲，这种说不定是小到一个细胞单位的痰，是柴胡龙骨牡蛎汤在处理。

所以要说柴胡龙骨牡蛎汤在物质的世界处理什么的话，我们或许勉强可以假设一个称呼，叫作“神经上面的伤痕”，这是硬掰出来的一个好像西医说的名词。要说中医的名词就是痰证、惊痰、惊风。如果用形而上的说法，就是灵魂上的创伤，十二经络和少阳平原上的污垢。到底哪个层面是绝对的对？我也不敢讲，因为这三个层面都是我们现在还没有办法搞得很清楚的。

那我们吃柴胡龙骨牡蛎汤会不会排出一些痰？比如我们之前讲咳嗽篇的时候讲过一些除痰药，比如像千缗汤、滚痰丸什么的，在治疗癫狂的时候，病人吃了药，然后就吐或拉出一大堆的痰，吐完拉完之后也就不发疯了。所以那个痰到底是一滴水，还是很微小的一个细胞大的水？还是一大坨水？到今天我们还是不清楚，反正吃了以后常常会看得见它排出来就对了，但也不知道是从哪里出来的。班上有同学喝了一杯煎剂的柴龙牡之后，九窍流痰，上七窍和下二窍都出痰，很过瘾的。

二、服用煎剂的特殊体验

柴胡龙骨牡蛎汤这副药的服法，要分好几种情况来讲。

我个人从前用柴胡龙骨牡蛎汤都是用配方颗粒，所以用配方颗粒我还很有经验的；但因为最近要教书，所以开始吃煎剂去体验看看。开始吃煎剂以后，才觉得：吃配方颗粒没办法体会到喝煎剂的感觉。

柴胡龙骨牡蛎汤的煎剂和配方颗粒最大的差别在大黄，因为配方颗粒就把大黄做在一起，不放铅丹。吃配方颗粒的话，不能吃太多，因为多吃一两克，里面的大黄就让人狂拉猛拉，变成泻药了。可是如果是吃煎剂的柴胡龙骨牡蛎汤，它的煮服法是把大黄剁成小碎块，在汤剂要起锅前把大黄放下去滚两滚、差不多一分钟内就关火，比泡一碗泡面的时间还短，然后赶快把药汤倒出来，因为再泡，就整锅变泻药了。而上堂课讲到的大黄“冲击”的力道，如果我们是用这么快煮的方法的话，大黄冲击的力道就变成不是往下泻的，这是我个人的体验，同学如果吃过柴胡龙骨牡蛎汤可能会有自己的体验，因为每个人的邪气所在的位置不同，所以我的体验不足以作为参考。

但我吃柴胡龙骨牡蛎汤就会觉得，吃下去之后所感觉到的药性跟过去吃桂枝汤、麻黄汤、小柴胡汤有一个很明显的不同之处：像吃麻黄汤以后，会觉得发热，然后感觉到热气挤到毛孔发出汗，那种感觉会使人知道那是“身体层面”发生的事情，可能有神经兴奋、微血管扩张什么的。可是当我喝下一碗柴胡龙骨牡蛎汤，我的感觉是身体里面在振动，如果要我说是什么样的振动的话，我觉得是一种“嗡嗡声”，就是后背、胸口有肉的地方都嗡嗡作响的感觉。然后随着这种感觉，身体里面有一些又像冷气又像热气的东西从皮肤表面钻出去，可是一摸，又没有汗，跟发汗治风湿又不一样，很像有一些不干不净的能量被那个嗡嗡声赶出去。然后这个嗡嗡声在胸口、后背嗡完了之后，到后来是整个小腿嗡嗡响，然后小腿那里也有奇怪的东西被逼出去，好像一缕烟雾。

可以说那个感觉好像又是温的，又是冷的，就是有一种怪东西离开你，但不是发汗的一种感觉，硬要我找字形容的话，我会说那叫“妖气”。我前阵子觉得两条腿有点重重的，虽然不是酸痛，但觉得腿有点闷、有点重，那这样嗡完了以后就觉得腿变得比较轻了，有什么压住的东西移开了。

这个药吃完之后，可能有一两天会稍微拉肚子，大便是稀的。可是你会知道这个药在身体里面振荡的时候，它的所作所为好像和我们一般吃中药的感觉是不一样的。

而且同学们要想：我们一般临床上遇到桃核承气汤证或者是柴胡龙骨牡蛎汤证，如果用针法的话是什么针法？是“鬼穴十三针”。鬼穴十三针是非常形而上的事情，鬼穴十三针是假设妖魔鬼怪要附在人身上，要透过十三个点和人建立连结，所以要下针把这些连结破坏，这样它就不能控制人了，所以鬼穴十三针常常在刺到病人某一个穴道的时候，忽然整个房间就冷下来了。那时候我帮人家刺的时候，刺到这几个穴就觉得房间变得冰冰冷冷、阴阴湿湿、闷闷浊浊的，“气氛”不对了，然后旁边有一个来观赏的助教就中邪了，开始头昏想吐、心情很差。好像是病人身上赶出来的东西，到他身上去了。

如果桃核承气汤和柴胡龙骨牡蛎汤的发疯会关系到鬼穴十三针的话，那这个发疯到底是为什么，我们都不见得会知道真相。以这个有形的世界的观点，好像没有办法全面地解释这些奇奇怪怪的事情，所以我会认为柴胡龙骨牡蛎汤是一个比较偏向“形而上的世界”的方子。

三、大淡汤

这个方子的药量，所有的药味，都仅有标准柴胡剂、桂枝剂的一半，而且是煮成四碗分四次喝，这是在说什么？它摆明了在表示：这是一剂“大淡汤”！

仲景方里头，有些方子是“大浓汤”，比如说桂枝甘草汤，浓煎一碗一次服，这种的方子用了轻剂量就不太有用，桂枝一定要放重，现代剂量一两二两的放。

而柴胡龙牡汤，里头虽然有不少重镇的药，它偏要你作得很淡，让药气轻飘飘的。如果以中医的一般论来说，味厚比较入阴，味薄比较入阳。这个方子“入阳”，作用于能量的世界、形而上的身体的意味就很重。当然，我说这只是“一般论”，你也不能说桂枝甘草汤煮得浓了就是一剂滋阴药，只能说是“入阴”药。

因为它的药性是要清膜网，所以当然是“柴胡”剂。

这个方子里面没有甘草，大家能够理解吧？因为这个方子里的药各做各的事：说到膀胱气化和宁心安神，肉桂、茯苓都是有意义的，当然今天肉桂我们是用便宜的肉桂；帮助一个人变勇敢的“助勇”这件事，肉桂也是有意义的，肉桂强胆、强肝。

通常少阳区块不通畅的话，是以热证为主，所以会放黄芩；要走少阳区块就要调营卫，所以生姜、大枣一定会放；补元气用人参，这也没错；祛痰要用半夏，因为在中医的归类里，柴胡龙骨牡蛎汤最终是归类在痰证的，半夏我们用生半夏；龙骨、牡蛎、半夏甚至铅丹，都是跟“水的异变”有关系的，虽然我们不知道到底是多小滴的水。

这些药加在一起，然后再用快火涮一下大黄，虽然同样都有大黄，但是柴胡龙骨牡蛎汤和大柴胡汤却是完全不同的风格。因为大柴胡汤就完全是往下泻了，但柴胡龙骨牡蛎汤的大黄却是留在躯干内震动，药效是不一样的。

四、柴胡龙牡汤配方颗粒的用法

这样子的一剂方，如果是用配方颗粒的话要怎么用？我是觉得，要让一个人的元气能够回归正位，用药上是龙骨、牡蛎的事情，可是配方颗粒因为大黄是一起煮的，所以吃多了会拉肚子。拉了肚子这个药效就有一点偏掉了，但不能说没效。如果对证，吃了柴胡龙骨牡蛎汤，会拉也会好，所以不能说没效。只是我相信大黄用来当泻药或是用来当震荡药，作用还是不一样的。于是一个平常对大黄耐受度比较高的人，一次可能还可以吃到两三克，可是如果是一个对大黄耐受度没那么高的人，柴胡龙骨牡蛎汤的配方颗粒，吃到1.5克就开始拉肚子了。

另外，柴胡龙骨牡蛎汤有了大黄，药性已经有点往下掉了，但我们要它药性轻一点，所以用配方颗粒的时候，我通常会把1.5克的柴胡龙骨牡蛎汤，调化到300ml的烫开水里，然后等它的温度变成入口可以忍受的最高温度的时候，尽量忍着烫把它喝下去。最好喝得你一头汗，让药气先上去、再降下来。

通常在配方颗粒里面，以柴胡龙骨牡蛎汤来说，龙骨跟牡蛎如果那家药厂是磨些粉直接加在里面，效果会比较好。所以，我平常说“某某厂的龙牡剂好烂，吃下它做的桂枝龙牡汤会胃嘈杂不消化”的，而你用柴胡龙牡汤还偏偏用了那一家生产的，而且效果还比较好。为什么呢？因为桂枝龙牡汤的配方颗粒一次吃不到5克以上，有时会效果出不来，还很容易“药证相反”，病被药激得反倒更严重了，所以配方颗粒要吃得量大一些，要找好消化的牌子；而柴胡龙牡反正每次也吃不了很多，不必考虑龙、牡生粉碍胃的问题。

配方颗粒当然是没放铅丹，但多多少少还是有疗效的。

我们说“有病则病受之”，当柴胡龙牡证还在的时候，配方颗粒多吃一两克，也不见得会拉肚子；吃到快全好了，再吃一点点，有时就肚子忽然一痛，要跑厕所啦。

五、铅丹的代用品

当然，还是用煎剂最有效，尤其是煎剂里桂枝我们可以用便宜肉桂或桂皮，半夏可以用生半夏。

铅丹这个药本身是铅的化合物，橘红色的粉，因为它很重，而且不溶于水，加上我们中医用的是它的药气，而不是有形的成分，所以如果用布包得很好在滚水里面滚，药汤就已经有铅丹的药性了，并不至于中毒的。

因为它本身并不是溶于水的东西，就算布包破了，这个很重很重的粉很快会沉底，漂不起来，药煮好捞渣以后，放个半小时让它沉淀一下，喝上面的药汤，下面的沉淀物不要喝到，这样也不会中毒。

煮柴胡龙骨牡蛎汤的时候，因为铅丹这味药比较难买到，所以我们也可以用代替品，铅丹的代替品是什么呢？比较适合的是生铁落或是磨刀水。铁落就是打铁的时候，溅出来的铁渣，现在打铁行可能比较难找了，所以也可以用家里磨刀、磨剪刀的水。我自己的话是用磁石，可是磁石的力道跟铁落、磨刀水就不太一样了。要助勇气、宁心安神，那还是铁落和磨刀水会比较有用。磁石是纳气入肾，虽然入肾、补肾，但也会有一点点“从肺夺气入肾”的意味，如果一个人的肺本来就干的话，吃了磁石会更干，如果要说肺部与情志的关系的话，肺越干的人会越想哭，会有一点点的副作用。

也有些人说放朱砂加琥珀来代替，这也是一个方法。但我觉得以柴胡龙牡汤的主证来说，用磁石的效果就可以了。

六、逃药

如果药材都没问题了，我建议各位有机会可以吃个几副试试看，体验一下这个过程、感觉，然后再给别人开。

因为，柴胡龙骨牡蛎汤是我用药范围里“逃药率”第一高的方子。

什么叫“逃药”？就是这个病人会莫名其妙把这锅药弄到不知道到哪里去，比方说明明是个很会烧菜的人，偏偏这锅药就煮到焦掉；又或者你告诉他“某家药店可以买到生半夏”，但这个人病人可能硬是找了另外十几家药店，然后回来告诉你他买不到生半夏，所以不能煮这药……莫名其妙的一些理由，像是“有各种灵界的阻抗，使人和药不能相遇”的那种状况，柴胡龙骨牡蛎汤是我经验里的第一名。

所以哪天如果你给别人开药的话，就可以欣赏到什么叫作“缘法”，这个人就是会因为一些怪事，而跟这个药遇不到一起。

如果以药性来说的话，我们之前讲过的温胆汤在设计上，是同时想要模仿小柴胡汤和柴胡龙骨牡蛎汤。当然，温胆汤也不错，药性也很温和，但它还是不能完全取代这两个方子，算是在这两个方子中间的一个方子。温胆汤的感觉像是：如果有个人的胆被切掉的话，就用疏通三焦区块来还他半个胆，用这个方来代替胆的运作。临床上治失眠、浅眠，或是切掉胆的人易出现的腹泻，比较显得出力道。

七、柴胡龙牡汤的种种临床运用

那么，我们现在在临床上可以如何应用柴胡龙骨牡蛎汤呢？

柴胡龙骨牡蛎汤常常拿来治心脏病，它跟心脏病有什么关系？当然我们不能说一定没有关系，如果一个人的心脏病症状是胸闷、心烦、心慌，那怎么办？因为柴胡龙骨牡蛎汤背后的机转，是一种非常暧昧的存在，所以我们看到一些医案里会有一些怪病，我们要怎么来定柴胡龙骨牡蛎汤证？我们可以看这个人有没有热证、脉弦不弦……去找整个少阳病的框架。可能西医说这个人是心脏病，但他的身体是少阳病的框架，少阳病的小柴胡汤证、大柴胡汤证都没有讲到胸闷、烦惊的症状，就用柴胡龙骨牡蛎汤，硬着套进去。我们不能说这不对，因为毕竟少阳气是支撑心脏的气的，木生火的原理——黄成义老师那边不是常在说吗？髋关节脱位的人，几乎后来都变成心脏病，胆经不通，木不生火，心就衰——所以我们不能说少阳区块，跟心脏病一定没有关系；但也不能说柴胡龙骨牡蛎汤一定能拿来治心脏病。所以我们只能说，勉强看到柴胡龙骨牡蛎汤的主证有胸闷、烦惊、心悸的时候，柴胡龙骨牡蛎汤可以拿来治心脏病。

而大余助教因为在和林两传老师学东西，关于这一点也以他们那一派的思考，写了一封信讲解给我。

以下是大余助教的来信：

在林两传医师那边学到的一些观念，我想可以给老师参考一下。

进主题之前，有必要先说一下林医师是个什么样的伤科医师。林医师和一般伤科医师或师傅在调整筋骨时，有着很大的不同。

不管哪一派的伤科，都需依赖触诊，也就是正骨心法说的“手摸心会”，这点是共同的。大部分的伤科师傅，调整的步骤如下：

1. 摸摸哪里有问题。

2. 调整有问题的地方。

3. 再摸摸看有没有调回来。

也就是摸、调、摸、调……

林医师则是调整的时候同时摸着，在调整的过程中就得知有没有调到。在这样的治疗过程中，林医师等于是天天用他的手“看着”肌肉、骨头、筋膜的变化。长期下来，林医师有着特别好的手感，以及从病患身体看到肌肉、骨头、筋膜如何互相影响着。林医师教的东西，并非从他的师傅或是书本上得知，而是以他的手感知而得来的，因此正确度应该很高。

如果以下内容有什么问题的话，大概是因为我表达的信息不准确造成的吧！

正文开始。

先讲什么是“筋膜”（fascia）。

筋膜是膜状的构造，遍布全身（身体有三种构造遍布全身：血管、神经、筋膜）。最明显的筋膜就是包在肌肉外面的筋膜，有筋膜包在肌肉外面，肌肉才能有效地收缩。除此之外，各个脏腑、血管、皮下组织，其实都是被筋膜包覆住，其主要的功能，应该是固定。腹膜、肋膜、心包膜都是筋膜。

筋膜是纤维组织，没什么弹性，可以把它看成韧性很强的膜状构造。筋膜并不是一个个独立地包覆着一个东西，而是互相连接的，所以全身的筋膜可以看成是个网状的系统。包在肌肉及脏器的筋膜密度很高，所以比较硬，而在皮下组织这样软软的地方，筋膜就是比较疏松地散在其中。

这或许可以从物质的观点来解释为什么针灸手脚可以影响到内脏，就是透过筋膜的传导。例如针足三里可以解除胃痛，因为胃的筋膜就和腿前侧的筋膜连成一片，当针在足三里时，针下的筋膜会沿着胃经的筋膜走向传导到胃的筋膜，使胃的筋膜松开，解除了疼痛。

当某处的筋膜纠结在一起，此处的气就不通。筋膜是顺的、松的时候，气就通。以手感来说，“顺的筋膜”摸起来不碍手，“不顺的筋膜”摸起来就是有东西。

林医师曾用伤科手法治疗过许多二尖瓣关闭不全的病人。在看病的过程中，他猜测如果胸椎错位而拉住附近的筋膜，似乎会影响到心脏的筋膜，使瓣膜上的张力增加，瓣膜因而被拉住而无法好好地关闭。为了证明他的想法，他找了在心脏科的同学，找了几个二尖瓣关闭不全的病人，把胸椎调整之后，因为胸椎不再把筋膜拉住，所以二尖瓣的筋膜就“松了”，可以正常地关闭。

林医师通过调整骨盆，让原本不孕的女生怀孕的例子就更多了，道理相同。骨盆的筋膜顺了，骨盆就松了。

在这里要说明一点。一般所谓的整脊，也就是会“卡啦、卡啦”的那种做法，是没有办法像林医师那样有效地治疗心脏瓣膜疾病的。因为有“卡啦卡啦”的声音，并不代表骨头“被调好了”“开了”或是其他。要把骨头归位，一定先要知道骨头是怎么歪，被哪些肌肉筋膜拉歪，将那些拉歪骨头的肌肉筋膜松解之后，再将骨头调回正位，才算真正地调回骨头。

举例来说：要把一个绳结解开，一定要弄清楚绳结是怎么结的，才有办法解开。一般“卡啦卡啦”的整骨或是复健科所用的牵引，就像用力拉扯或是用力搓揉而想把结打开，结果结不仅没打开，反而更紧。

为什么要以绳结来比喻调骨呢？其实所谓“调骨”并非调骨，而是调肌肉、筋膜、韧带（韧带就是两根骨头的关节处负责固定的结构，很硬的软组织）。骨头的位置并非由骨头决定，而是由附着其上的肌肉、筋膜、韧带所决定。所以一个骨头发生“错位”，必然可发现附着其上的肌肉、筋膜、韧带皆有翻旋，其翻旋皆有方向性，因此，调整时若方向错误，就会更紧、病人更痛。如果没有解决肌肉、筋膜、韧带的问题，就硬是把骨头归位，就如同用硬拉的方法来解开绳结。当然，有些结硬拉是会解开的，有些却会变得更难解。附着在某一根骨头上的众多肌肉筋膜、韧带也是如此。被整骨师“卡啦卡啦”之后，有些肌肉变顺了，有一些肌肉却更紧了，这些更紧的肌肉，因为持续存在，所以过了一段时间，又把那根骨头拉歪，于是又去给整骨师“卡啦卡啦”……

扯远了，回到筋膜。

以外感把到浮脉为例。因为刚感冒时，全身的表层筋膜张力变大，使得把脉时脉变浮。这可以分两方面解释：一个是“表层筋膜把动脉拉到表面”，另一个是“因为表层筋膜张力变大，所以脉波会传导得比较明显。”两个原因应该都存在。

同理，病在里，身体内部的筋膜张力就会变大，造成沉脉。

因为筋膜是连成一片的，所以有“牵一发而动全身”的特性。其传导的方式很快。内家拳的拳理和筋膜是有很大的关系的。内家拳基本上就是在练习把全身的筋膜变成一个同步的整体，故能“一动无有不动”。从涌泉穴发劲，而劲从手出，正是内家拳家平时练功练来的，身形看起来没怎么动，却有很大的劲力。我们一般人做动作或出力时，因为都是使用某一部分的力，长期下来就养成习惯使用“拙力”。练内家拳主要就是要把使用拙力这样的坏习惯去除，让人体能习惯使用合乎人体筋膜运行的“整劲”。当然，更高深的“气的运用”，甚至“意念的运用”就不在此讨论的范围了。

回到正题。一开始说到遍布全身的三样东西：血管、神经、筋膜，来看看它们是如何传导的。

血液是物质的传导：从心脏到动脉、微血管、静脉，最后回到心脏。

神经是化学的传导：神经细胞膜上的正负电离子，经由离子通透性的改变而传导。

筋膜是物理的传导：筋膜的一端“动了”，就会像绳子一样传到另一端。

王唯工先生所说的血管壁波动的传导，和筋膜传导的道理是一样的。

林医师会教我们回去练一些功法，来增加对自己的体感。他认为越能感知自己的身体，就越能感知病人的身体。

有一个功法就是躺着一动也不动，去看身体是怎么自己动的。当人身体不再动的时候，有两个东西仍然会持续动：心跳和呼吸。因此，林医师叫我们去感觉，心跳如何从心脏传到末梢，呼吸如何从肺部传到末梢。借此感觉筋膜是如何传递，以及心跳造成的筋膜振动和呼吸造成的筋膜传递是否有同步，等等。

两者的性质其实是不同的：心跳是离心的单一方向，而呼吸则有向内、向外两个不同的方向。这让我想到，不同的气在经脉的循行不同，偏呼吸系统的卫气有往外有往内，偏循环系统的营气为单一方向……不过这样推演可能有点远了。

总之，气的传导和筋膜息息相关，“三焦者，原气之别使”，筋膜系统和三焦的关联性应该很大。

再讲一个特别的东西：命门火。

心脏一下一下地跳，波动会在富有弹性的动脉管壁上传导。因为动脉壁弹性很大，在动脉上的波动能量（即振幅）几乎不会损耗。

当波从心脏传出，到了腹主动脉，再向下传到骨盆处时，腹主动脉分支成两支髂动脉，此时一部分的波会从分岔处回弹上来，在肚脐附近撞上正在往下传的下一个心跳波。因此在肚脐附近会有一个类似心跳的搏动，可能是构成命门火的一部分。

要较清楚地察觉此搏动有两个方法：一个是平躺后，将两膝盖弯起来，感觉心血管波的跳动。另一个是躺着灸神阙，也能感觉此搏动变大。

当两心跳不能配合，命门搏动就会变小，这可能是古人所称的“心肾不交”。

另外要提醒一个大家常忘记的物理现象：水管的一端有水进入，另一端就马上会有水出来。这是在听老师讲半夏的时候想到的：水从某处消失，然后就从小便排出，好像变魔术一样，其实很可能是水管的道理。排出去的水，其实不一定要是原本病处的水。

因为说到吃药，我们就常常习惯往“浓度”这样的化学运作方式来想，而忘记了宇宙间更根本的“共振”“水流”属于物理性质的运作。而中医的各种疗法，又有很多是属于物理的运作方式。这大概也就是西药的一个瓶颈，果然是“阳虚阴实”。

暂时先到此，希望对老师有帮助。

——这样子或许解释到一点了？我是不懂这一块的。

不过，未来研究中药的人，倒是很需要这样的一种思辨：“中药的药性，到底是化学的？还是物理的？”我倒认为，中药一吃下去，经络上的能量就有所改变，这是“物理”作用，不是化学变化。就好比冰水和热水喝下去对人体造成的影响不同，并不是化学成分的不同。如果中药有一半甚至更多的药性是“在化学变化之外”的物理作用，那么，研究某种药物的化学成分对人体的影响，就有可能会发生非常严重的偏差与曲解。

小孩子受惊或者得了癫痫病，临床上用柴胡龙骨牡蛎汤的效果也是很好的。因为这个汤很温和，可以拿来当茶喝，不像一些很大阵仗的方剂。

还有就是当人有神经的问题的时候，像小儿的舞蹈病、老人的帕金森病，莫名其妙的身体颤动，类似这种好像神经哪里短路的问题，临床上用柴胡龙骨牡蛎汤也是有一定的疗效的。从肉体的角度来讲，就是柴胡龙骨牡蛎汤可以清理我们的神经，不管这个神经的短路是在哪里。如果是“断路”而不是“短路”，聋、瞎、脚踩地没感觉，那常常就要归到真武汤去了。

西医说的头颅里压力增高的头痛，用柴胡龙骨牡蛎汤祛痰、重镇的效果，可以把颅内压降低。不过，这个头痛还是要用中医辨证法去区分一下，怎么分呢？通常，如果这个人的主证是头痛和呕吐，而头痛和呕吐是集中在清晨，那用柴胡龙骨牡蛎汤；如果不是在清晨，这个头痛加呕吐通常是厥阴病，吴茱萸汤证，吴茱萸汤也是把这些东西拽下来，只是以中医来讲，吴茱萸汤的作用范围是跟柴胡龙骨牡蛎汤不一样的。而且还有一个五苓散证的脑水肿，那个照原书是以“眩”为主的，但不能说完全没有头痛发生。

柴胡龙骨牡蛎汤对于某种小东西的疗效特别好，就是青春痘。当一个小孩还在青春的状态的时候——我们要想象一下，为什么人会有青春痘？——从前我在整理中医敷脸的药方时发现，青春痘在中医的世界里，那个感觉好像是：我们说头为诸阳之会，六条阳经都上头，也有经过背后的，很多人青春痘都长在背上，对不对？在青春期的时候，因为身体里面有很多的改变，这些改变会产生很大的热量，就像工厂在大量制造，比方说很努力地要把身高从一米五几增加到一米七几等，工厂在努力生产的过程中一定会产生很多废气，这些废气、热要排放，就要通过太阳经上的这些俞穴或是到头上由这些经络来排除，所以如果经络不是通畅的，这些热就会堆积，所以头、脸、背就会长青春痘。当身体已经熄火了，不青春了，青春痘就消失了。如果我们把青春痘想成身体在排放废气，而长青春痘的原因是因为身体里烟囱不通，所有的烟囱怎样可以一次洗干净呢？少阳嘛，对不对？所以柴胡龙骨牡蛎汤吃下去之后，青春痘就会忽然间淡化很多，以青少年来讲的话，这是很有意思的做法。因为治青春痘的路数非常多，比方说用连翘把血分的热逼出来，柴胡龙骨牡蛎汤算是这些方剂里面让人觉得效果很神奇的一种。

还有一个关系到膜网区块的东西，就是有时候熬夜久了会长口疮，对不对？上火、口疮，但如果这个疮长在嘴唇上，那就是“唇疮”而不是口疮，如果是唇疮，就是柴胡龙骨牡蛎汤治的了。因为嘴唇，比较算是人体皮肤的“切面”，这个切面的地方“有可能”属于少阳区块（当然，如果单论嘴唇，也可以和脾相表里而生病，从脾治的也有），少阳管得到，其他的经络管不到。关系到嘴唇的，还有一个方叫作温经汤，就是由于子宫里的原因，导致更年期发热的时候，它不是口干，而是“嘴唇干”，少阳走的方式是走在人的切面的地方。因为温经汤治这个，所以走法上比较算少阳，不算厥阴；厥阴病用当归四逆汤打得到的病，反而温经汤打不到……仲景六经病的“区块”，我们也可以这样思考一下。

当然，可能很多所谓的心理疾病，我们不知道那些神经元伤在哪里、瘀在哪里，我们以结果论的话，如果是癫痫或者是容易发狂见鬼，或是西医说一个人的脑部有浮肿的，柴胡龙骨牡蛎汤好用；如果一个人的神经病是怕光、怕见人、怕空旷的地方，那种以“怕”为主的，我们就要知道这个人，除了柴胡龙骨牡蛎汤的惊痰证之外，可能还会有心、胆虚的情形，通常这种时候就是柴胡龙骨牡蛎汤吃一个疗程，大概一星期，之后可能还要吃点归脾汤，或是柴胡龙骨牡蛎汤里用肉桂，对于心、胆虚也能有帮助。

如果一个人是比较轻的柴胡龙骨牡蛎汤证的话，那会是什么样？就是容易紧张，东紧张、西紧张，我们也可以说那个人是“什么都怕”，对不对？所以容易紧张用柴胡龙骨牡蛎汤也可以让人松下来。另外，容易紧张通常就比较虚，所以我们也可以搭配补中益气汤之类的，补一补三焦区块的气。心慌慌的，有时也会挂到桂枝甘草汤那边去；而甲状腺问题的心慌，临床上常挂到桂甘龙牡汤证去了。

如果再推扩一点，强迫症，像每天要洗好多次手的、开车一定要数数字的……有希望用柴龙牡。或者，一般说“这个人身上按钮很多”，你这样也触怒到他，那样也触怒到他，每天对周围的人和事物“过敏”得很严重的个性，也有机会归因于柴胡龙牡的这种“神经刮痕”类。

除了前面特指的“惊痫”的话，一般我们被什么事吓到了而睡不好，这个方也就有希望用了。精神刺激、情绪创伤，都有用它的机会。家里出事，受到不小的打击之类的，就用它吧。

俗话说的“卡到阴”“撞邪”，你去到一个什么地方，或是遇到某个人之后，就全身上下不对劲的，以用内服药来讲，是柴胡龙牡汤证。但如果是梦游病、被什么东西附身而整个人格都被置换掉了，没有“从创伤到犯怪到发疯”的渐进式过程可言的，那是“阴邪着于心”，而不是“膜网”受伤的事，以方剂来讲是挂到甘草泻心汤的机会大些。

吃了柴胡龙骨牡蛎汤，心情会不会变好？不一定会。会从紧张、压抑，变“松”，变“稳”的比较多，它不是在“悲或喜”的维度作用的方子。

当这些“怕东怕西”的部分消除了之后，感到的心情其实是颇为“惆怅”的。因为从前因为担心这个、担心那个，做了很多多余的事，今天忽然不再担心了，可能那感觉是“过去活得真冤枉”，是淡淡的悲凉比较多。要有笑嘻嘻的感觉，可能还要再吃甘麦大枣汤，挤出脑内吗啡；失恋后以泪洗面的，比较有机会挂到甘麦大枣汤那边去。如果是喝柴胡龙骨牡蛎汤的话，心情上会有一种，“我过去为什么活得这么窝囊没尊严？”这样的失落感。

柴胡龙骨牡蛎汤在临床上还有一个病，用起来也是非常有效的，就是男人的阳痿。目前临床上最好用的方子之一就是柴胡龙骨牡蛎汤。阳痿常是肝胆之气郁结，所以疏肝可以让男人的性功能恢复正常，而且这个方剂里本身有龙骨、牡蛎，可以镇固元气；又有柴胡、半夏，可以调节人的交感神经、副交感神经，而且它不但让人有能力勃起，你也可以说，它连过去失败的心理创伤都一起洗掉啦！男人在这个事情上面不行，光是想到从前的失败，就造成他今天还是失败，心理压力还是会决定很多事情的，紧张兮兮、怕东怕西地动用到错的神经系统，柴胡龙骨牡蛎汤在这样的状况上倒是超级好用。

而说到神经系统的话，之前也讲过好多遍了：正常的勃起是“副交感神经”（异常的勃起，比如说看色情片的勃起，那是交感神经）的作用，而射精是交感神经的作用，各种压力、恐惧都会刺激交感神经，而让人体质愈来愈虚。以中医的角度粗略来说，交感神经属阴，是耗损元气的；副交感神经属阳，是长养元气的。一天到晚交感神经都在紧张的人，我们姑且称作“交感神经阴实”，往往会有早泄的问题，如果一个早泄的病人，他的脉是又弦又紧绷的，我们要用柴胡龙牡汤把他的“交感神经阴实”化掉，才会好得起来。

这个说法，在治虚劳病的时候是很重要的。如果虚劳桂枝龙牡汤证（副交感神经阳虚）的人是这种脉象，你要先用柴胡龙牡把这个阴实脉打松掉才好用补药，不然补药效果会大打折扣。

射精冲动大到一天要打好几次手枪的，也是这一类，有弦紧脉的，柴胡龙牡破阴实先；沉弱或浮大的虚脉的，附子剂（我常用真武或二加龙牡汤），并且灸悬钟。

早泄，即使是神经性质的，也分好多种，交感神经控制射精指令的地方在背后第十二椎，那旁边的膀胱经穴道，上面两个脾俞，下面两个胃俞，刚好把它夹中间，如果这个早泄的人，你按他脾俞、胃俞会很酸，那要先补脾胃：理中、四君六君、或是归脾，搞好了脾胃，后腰补暖，才会好。用灸的也可以。

柴胡龙牡汤还有一个特别强的地方，治练气功走火！现在很多人练功时耍小聪明，以为练气就会强身，用意志力去引气聚到哪里，让它往哪边走……这在中医的观点来说，逻辑上就很可疑！你想啊，气是要充实到十二正经都有剩了，才会自己去打通奇经八脉的东西；十二经都还虚着，你硬把气引到奇经八脉去，你以为你是无上限提款卡吗？身体、骨髓就被抽干了。做事要有个顺序嘛！练功练到面黄肌瘦的、一月白头的人，这年头，有。这种练法，蛮得很，和生什么病都吃抗生素差不多，一点都不顾全身的整体性，你说西医开药霸道，现在练功的，有人也很霸道。

那这样子搞出来的所谓“气感”往往就变成虚阳外浮，塞到脑里轰隆轰隆响睡不着觉啦，这里痛那里麻啦，皮肤乱抽乱跳啦，小便时会射精啦……花样多到说不完，我不是那个业界的，知道的还算少的呢。

这种“功”，已经劣化掉了，不如用柴胡龙牡打掉重练比较好。只是，临床时，你说得要委婉些，得顺着他的毛摸，现在的修行人，一个人就是一个派，自恋得很，对方不见得会认为自己有什么练得不对的。

八、腹证辨证点

接下来我们来补充一些临床上柴胡龙骨牡蛎汤的腹证，不过这些腹证临床上要抓是有一些难度的，比把脉难。

首先如果我们用比较粗的方法，要断定一个精神异常的人有没有柴胡龙骨牡蛎汤证，那就是看他有没有少阳病，看脉弦不弦、胸胁闷不闷，这是一个方法，用少阳病的主证框去找柴胡龙骨牡蛎汤证。

或是，柴胡龙骨牡蛎汤的腹证，通常是肚子比较紧，因为有柴胡龙骨牡蛎汤证的人，通常平常就比较容易紧张，就算他的肚子本来是松的，你手一放上去他肚子还是会比较紧张一点的。但是我们要摸的主要也不是肚子的软硬，而是如果这个人是柴胡龙骨牡蛎汤证的话，可能你会摸到他的靠肚脐周围一圈的地方有脉搏，这种脉搏一般人是摸不到的，但是柴胡龙骨牡蛎汤的腹证却会摸到。

另外一个方法是——桂枝龙骨牡蛎汤证和柴胡龙骨牡蛎汤证都会有这个脉——如果我们把一个人的左关脉（就是我们一般说的肝胆脉），会觉得他的肝左关脉不止一条，分岔成两条、三条都有可能，这往往是一个人已经有点精神分裂了，他的神经已经在不通的状态。呈现在人肝胆区块的脉象上，跳动的感觉好像是一把面条一样，不止一根，所以如果把到不止一根的肝胆脉，我们就要看一下这个人是虚劳还是柴胡龙骨牡蛎汤证，因为有时候虚劳桂枝龙骨牡蛎汤证也会有这种脉，吃了之后血气比较凝聚，就会变回一根了，这是龙骨、牡蛎类的药常常会有的脉象。

不过，在最后，话又说回来，我们这些后代学习者如此推演柴胡龙牡汤的用法，也算得上是“不尊重原著”？如果就乖乖地回到原书“感冒误下内陷”的脉络，就外感来说，原书条文的病机叫“浮阳上薄，内含厥阴”，就是少阳病内陷到有厥阴病的意味，虚火烧得人胸闷烦惊谵语；也有人不认为是挂到厥阴，或者有人说这是挂到膜原、宗脉之类的——如果果真是感冒时的症状转到这样子，那就尊重原书，用这个方子来医感冒，倒不用理会我前面讲的那一堆。

〔摘自二〇〇八年《伤寒杂病论慢慢教》
课程第七段第六堂〕

第三篇

杂　文

第一节　什么是“气”？

一、名为“气”的档案匣

在上正课之前，今天先跟大家讲一个小专题，就是我们说的“气”是什么东西啊？这个小专题其实很简单，大家如果中文好一点，一定早就懂了。

中文在意译成外文的时候，大部分的字几乎都可以用外文解释得出来，而找得到相对应的外文字。只有这个“气”字，不管放什么外国字上去，都觉得不妥贴，到现在多半的学术书就只好写“chi / qi”就算了。

其实，“气”是一个非常简单的概念，就是说：有一样东西，我不知道它是什么东西，就称为“气”。

气是一个“负的字”，我们知道那是什么的，就不是气，不知道的才是。

外国人如果要写“气”字，依中国人原始的“气”的意思，就是写“UFO”，就是“未确认飞行物体”——算了，气也不一定都在飞行——写“UO”就好了。

古时候，有很多很多东西都是未知的，所以，我们那时候不知道地球表面有空气，对不对？现在才知道空气是由稀薄的分子构成的，我们那时候也不知道有细菌、有病毒……所以那一切一切我们无法定义，又摸不到看不到的东西，就称为“气”。

然后随着科学的渐渐发达，我们就知道原来那是氮和氧这些东西弥漫着的稀薄存在。于是我们就开始抓住个东西，而叫它作“空气”，一旦知道那是什么东西了，我们的“气”的领域就排除了“空气”这个层面。而西方发现了细菌，“原来这些病是细菌造成的”，于是乎，我们定义的“气”里面又把“细菌”这一样东西排除了。

也就是说，凡是不能定义的东西，就留在“气”这个字的名目底下；能够定义的东西就拔出去。

所以古时候，生病，说这是“邪气”“病气”，可是现在就发现它有的是病毒，有的是细菌，有的是什么别的因素造成的。当它被确认了之后，这东西就不再属于“气”的范畴。所以中国人的“气”是一个不断在减少中的档案匣，我们每隔几年就要从里面抽掉一点东西，说：“这个东西我们晓得它是什么了，不用再算到‘气’里面了。”但是，即使是今天，我们不能确认的东西仍有很多。如果哪一天我们的“气”这个字真的不存在了，那就是我们的科学已经发达到找到上帝的那一天了。不然多多少少会有不能确认的事情。

二、心、气、体三元论

这个是基本的文字定义方面。那如果要说中医的一般论，我们人身上是什么叫作“气”呢？

在我们的肉身和灵魂——灵魂，在这里我是指情绪跟思考的中心的那个灵魂，意识，心，mind，mentality——在肉身跟灵魂之间，我们假设它有一种界面，这个界面我们也不知道是什么东西，只知道那个东西纯粹是灵魂吗？不尽然；纯粹是肉体吗？也不是。我们上次曾讲到什么“心”跟“物”，现在的哲学会有心物二元论，可是古人是怎样的呢？古人是三元论，就是“心、气、物”三元论。“气”这个东西，我们不知道它是什么东西，就当它是一种媒介，是在我们的肉身和灵魂之间往来许多信息的。

关于这一点，《孟子》说“气壹则动志，志壹则动气”，那个“壹”后来的考证说可能是古代噎到的“噎”字。也就是说，如果你跑步的时候忽然摔一跤，那是你的肉体一个滞塞不通的状态，你的心就会因此吓一跳。在心与肉身之间，不断地在交流，不断地有情报在互动。所以孟子才会说“本来不紧张的人，如果开始狂奔，可能心里头就会开始有一种好像‘我心跳加快，我心开始慌乱’的感觉”。原本是肉体带起的，有的时候我开始觉得心不乱，可是做什么事情做得有点赶，那肉身赶到一个程度，我心也开始急起来了——这样的事情是会发生的。

所以我们讨论的“气”，也是指在灵魂与肉身之间的界面，我们大概知道一下这个基本定义，会比较容易处理问题。

三、其实我们都不知道

那我们也知道“气”是一个“泛指未确认物体”的集合名

词，所以我们不必傻傻地去定义死“什么是气”。

我有一次在“中研院”听到有一个人报告他研究清末一位医家唐容川的论文，报告中提到了唐容川对“肾气”“命门火”的观点。人的肾脏不是有元气吗？我们之前说的天癸什么的，那肾气是什么东西呢？唐容川就举一个例子，他说：“好像是一个火炉烧着一锅水，底下有个小小火，然后这个水被烧了变成蒸气之后，这个蒸气就可以充塞于你的全身，带动你的生命活动。那这个锅子就是肾水，这个炉火就是命门之火。”——这个是以后会讲的观念。

结果，“中研院”有一位研究员就对这个发表论文的人提出一个不客气的问题，我觉得那个问题问得很刻薄：

那个研究员说：“这个东西不是一个实质的存在。”意思就是说：人的身体里面，哪里有什么管子像火车一样在运送蒸气？于是又抬出他们很喜欢说的那一套，说：“我们总是对传统的东西盲目信仰、对封建时代的权威不敢质疑，明明不存在的东西也迷信说它存在……”

可是我觉得，这种扛法真的是很过分，所以……我后来就发言讲他，我说：你会问这个问题，是因为你不知道“气”是什么东西——都已经告诉你是肾“气”了——肾气，就是肾里面“古人无法以肉眼或科技观察，不知道是什么”的运作，于是我们说它像什么，那也是打个比方，来告诉你它的作用点大概有这样子的形态存在。既然称之为“气”，就是其实不知道它的真相是什么，那我们用象征物来打比方，也是没有办法的事。

那位研究员听到拿一个比喻物来比喻这个“气”，就觉得唐容川很愚蠢：怎么会拿这种东西来说就是肾气？于是他就表达："你不可以把肾气定义成水蒸气。"

一开始就没有人敢定义这个东西的，是那个研究员在瞎紧张。

所以"气"的观念要搞清楚，一旦你看到古人说的"什么什么气"，对它要有一定的宽容度，因为它之所以还叫作"气"，就是我们现在仍然没有人知道真相是什么。所以可能会有很多的论点或象征物，用来作为逼近真相的假设。

就像刘力红博士写了一本书《思考中医》，他也想了一些象征物来说《伤寒论》中的一些道理，然后就有很多人攻击他。当然，他用的象征物不一定绝对正确，也不一定很适切；但是攻击他的人其实更加无知，因为难道他就知道那个真相是什么了吗？

其实大家都不晓得，却这样互相乱攻击一通——你选的象征物跟我选的象征物不一样！——那简直是宗教战争，就像你信佛教我信基督教，互相骂天堂长得不是对方说的那样……这样子是不行的。宇宙间真正存在的那个东西是什么？其实我们不知道，所以有人从这个角度去观察它而形成这样的论点，有人从那个角度观察它而形成那样的论点。

在这种情况下，我觉得，我们都要有种包容的态度，因为扪心自问——

我们也不知道。

……不过，对于刘力红博士举的一些例子，我个人还是有一点小批评的，非关医术，而是"文学表现力"方面的不适切。

我总觉得，既然要举例子、使用象征物，就是要把一件事类比得浅白一点，使人容易明白，这是基本的意图。可是刘博士的例子之中，有些反而把一件事说得更“玄”了，这样就失去文学表现力领域的“举例借喻”的目的了。又或者是引经据典地罗列文献，反而令读者岔题了，整段话的主旨因此而失焦……

中医虽然是极不简单的东西，但由真懂的人讲出来，听起来恐怕不会“玄”才对的。比如说四川的小火神卢崇汉先生，他讲的话道理精深，是很伟大的内容，但字字都是非常浅显直白的。

现在世面上有很多学中医的人，在网络上面跟人打笔战、打辩论，那些人的医术大部分都是很差的，他们讲的话，连我都看不懂（我算是读的书很杂了），都是“黑话”，一大堆奇诡的专业术语在空中飞来飞去，绕树三匝，无枝可依；反而是医术好的人没有这种现象，都讲“白话”。

曾经看到过这样的故事：许多年前，有一个人对相对论有兴趣，就买了几本相关书籍来看，结果，只有一本他看得懂，而且很容易懂，而唯一看得懂的那一本，作者是爱因斯坦本人。

任何专业领域，只有懂的人，才能讲到别人懂。

所以，对于中医的教学，我看到刘力红博士有点“玄”的讲话论调，也感到有些警惕。希望各位同学如果听到老师上课讲出“黑话”，要举手警告我一下。因为听起来会“玄”的“黑话”，一定就是我也没弄懂，而在那儿硬兜、硬掰的部分了。

但愿我们这个课能够从头到尾字字“白话”，这样我也才可以对自己稍微放心一点儿。

……你们说什么？老师已经在讲“黑话”了哦？什么？老师一直说什么“经方家”“经方派”，你们听不懂那是什么东西？

啊，真是抱歉。经方，主要指的是上古时代的那些“经典（classics; sutra）之方”，如果定义严格一些，就是指医圣张仲景的《伤寒杂病论》里面出现的方子。

一般定义的“经方派”，就是指那个医生所使用的方子，绝大多数都是仲景方。这种的医生，现在在外面是少数派。

严格的定义是：张仲景之后有人再创的方，就算“时方”，“经方”的相对词是“时方”，也就是后世再创出来的新方。

但如果以创方的思路来划分，就可以定义得再宽松一些：直到宋代以前，中国人用的方子，都还算是“经典时代”的思维。时方派的时代，是从金朝张元素开始算的。那之前都勉强可算是经方时代。

那如果还要定义得更宽松一些，凡是看病是以“六经辨证”的角度思维的，不管他开什么药方，都仍可算是“经方派”。

不过，经方派和时方派以外部观察而论，就没什么明显的划分了；必须以医者的思维方式作判别。比如同样是开五苓散，看一个人“口渴而尿少”，抓证开药的，是经方派；认为一个人“小肠火不足，脾胃有湿”，依病机开的，是时方派。

其他还有一些“小黑话”，什么寒水、相火之类的，后面会讲仔细些，这里就先不说了。

不过，大家不要太害怕“黑话”。中医的“黑话”真的不算多，没有那么令人望而却步。像最近有一个日本讽刺漫画叫《绝望老师》，里面的黑话就比中医多五十倍啊！认识的人之中好像只有你们的陈助教看得懂，我看的时候，还得一句一句问陈助教，才晓得哪里好笑。

四、“气化”的观点

中医学有一种“气化”的观念。气化是什么意思？就是有很多东西，我们知道它存在，可是通过肉眼或现有科技不能观察；可是，虽不能观察，却可以验证。

就像现在，都已经核能发电了，有谁看过电子长什么样子啊？还不是科学家用数学推算出来的东西，哪个人用肉眼看过电子？不可能的嘛，肉眼根本看不到。所以我们看到书上画的电子，那都是想象图。

承认这个世上有我们看得见的有形的东西，同时也承认这个世上有我们看不见的无形的事物，不会因为看不到、不能观测，就驼鸟埋沙似地逃避，甚至否定它的存在。

“气化观”其实就是“科学的精神”，一面穷究我们可以知晓的事物，一面对未知的世界保持敞开的胸怀。因为科学，因为逻辑，所以更能够承认：我们所能观察的一切加起来，仍不足以解释这个美妙的宇宙。像英国作家劳伦斯就说：“公的孔雀那么漂亮，怎么会是繁衍种族的基因所需？母孔雀根本看都不看它一眼的！”

所以，用逻辑去思考、推导，而承认“未知的世界”的存在，这个过程，在马克思之后也就被称作“唯物辩证法”。用“物”的世界的一切，去证明“一定还有‘心’的世界的存在”。发明“辩证法”的神学家黑格尔，证明了这个“物”的世界之上，一定存在着上帝（超越的意识）；而两千年前，《庄子·齐物论》也用几乎是一样的方式，证明了“人类在肉身之外，一定有灵魂”！

大家不要以为我们是唯物思考的国家，都不承认心灵、上帝的存在，这也只是现阶段的状况。唯物思考训练得很好、逻辑能力很强的人，要承认形而上的心的世界，其实比谁都快啊。

而中医的“阴阳”之中，也就一直严守着这样的底蕴。

有这么一种思考的习惯做基础，就会使人觉得：中医和西医所看待事情的层面不一样，建立出的价值系统不一样，那只是地球上各行各业的一种“分工”状态而已，西医处理有形的人体、中医处理气化的身体，他们擅长的我不会，我熟的他们也不识，很多观点彼此间都具有高度的互补性，是可以成为好朋友的。

之所以不能变成好朋友，而往往还互相骂来骂去，原因应该在“人性的脆弱面”吧。学问这个东西，是中性的，无辜的。

当一个人没有勇气面对自己的“不知道”，也就是不能承认“自己的已知并非全部的真相”的时候，人会因为自己的“心虚”而发作出一种代偿反应，变成以一种宗教狂热者的姿态来捍卫自己，否定“我”所“不知道”的种种。

所以，不要说中西医之争我管不到，同样是学问，也就有很多处理不同层面的不同系统框架啊：看风水的可能说你房屋怎样怎样所以你生病，灵媒者可能说你前世造了什么孽所以你生病……这些，都不在一个中医把脉开药者的职业范围之中；也就是说，中医所处理的，至多不过是它这门理论范畴内的事物，在整个广大的世界之中，那只占到很薄很窄的一个层面罢了。

有太多事是中医管不到的。各位可不要以为学了中医可以征服世界啊。要征服世界，要先去造机械怪兽，再打败所有的超人战队……再……

……呃……抱歉，回题。

五、中医只能用形而上的身体观来操作

肾脏在西医的看法里面是干什么的？这件事，我们这个课程……就省略吧。如果你们家里面有小学初中生在读的健康教育课本，也可以让他教你啊。不是说这些学问不存在，而是以中医的着眼点来讲，有些事情，好像没有那么要紧。

的确，如果以西医的立场，可以说：“中医好笨哦，这些事情都不晓得。”当然，也有一些中医人，会提出一些古经典的有利的论证来反驳：“喂，你看！我们中医不笨的！其实我们都晓得！”

当然我的个人言论并不代表中医界，只是，我常觉得：“我晓得那个干什么？”我对知识可是很势利眼的，无利

可图、用不到的情报我都觉得不必赋予它价值，解剖学的肾脏相关知识对我们医病有用的内容，当然值得大家来了解一下；如果是中医参考坐标根本不在那里的，那就让西医去了解就好了。

要求中医也得懂西医可以说是一种“东洋疯”——就是只有东洋人才会发的疯。——走出中国和日本，你到世界各国去看，都没有这个通例的。英国的文学院会要求学生“你不够格研究莎士比亚，因为你不会唐诗宋词”吗？不是同样都是“文学”吗？有西方人会疯成那样的吗？

现在是一个专业专科分类得那么细的时代，看妇产科的西医都不必会看耳鼻喉了，为什么做中医的就非得会西医？

可是，在中医的学习阶段，你先把西医看到的人体图像吃进来了，身为中医“注视着看不见的人体”的那只眼睛，往往就先被打瞎了，变得很难再用中医的逻辑去思考。于是，本来医得好的病人，变成不会医、不敢医，而枉死了。会造成这样的结果。

就好现在说“中风”，西医常识会让你晓得那有很大的比例是因为“脑溢血”，学习者一旦“晓得”那是“脑中血管爆掉”，最重要的两路治中风的中药治法就变成不会开了。

因为古代治中风最强的方剂之一的“小续命汤”是“麻黄剂”啊！麻黄是会让血管升压的药啊，已经爆血管了，你还升压让他血更会喷，人还能活吗？可是，最近李可还是他的学生，就有一篇论文在说，脑溢血用续命汤，效果简直是奇迹，临床的观察发现，这个方子不但不会让血管爆开，反而让脑内的瘀血很快就自己吸收掉了。

这种“奇迹”要如何使它成真？我想，它基本的理论，还是淡淡地、不起眼地存在于《伤寒论》之中：《伤寒论》中关于麻黄汤的条文，有好几条曾经提及麻黄汤证的人可能会流鼻血这件事——当人的血中有“寒气”的时候，人体往往会找个地方挤出一点血来排除那个寒气。如果很不幸地，鼻子那里喷不出来的时候，就有可能喷在脑子里了。如果我们及时用麻黄剂排除了那股寒气，脑中的血就不会继续喷，已经出来的血，脑组织可以自行吸收而痊愈；而如果没有做这件事，脑中就一直出血，到后来压坏了脑，人就完蛋了。

这或许也解释了“为什么中风总是冬天发生得比较多”和“某一类中风患者立刻十指尖放血，状况会好很多”这两件事的一部分。

但是，讲“寒气”，那就是中医“形而上的身体”的观点了啊。如果你不是很坚实地把握住这一类中医的身体观，临床便守不住阵脚，这一型的中风患者便救不回来啦。救治中风，有些古方派的医者“敢”用续命汤、小续命汤、风引汤，你可以讥嘲他们是“不懂西医的草包”，但临床救人，却是谁比较厉害？是“草包”赢啊！

而光说“寒气”，也不可以就这么认为这个汤剂的秘密就真相大白了。因为，中风两年到十年的患者，在日本也有用这类方剂救回来的例子。一个病都拖那么久了，“寒气”之说也显得无力。

总之，中医是实际操作的东西，有效，也就好了。理论的黑盒子，若在我们有生之年仍然解不开，就认了算了。

另外还有一类的中风患者是太虚了，灵魂支撑着身体的那一层看不见的框架垮掉了，中医所谓的“三焦虚损”，吃长年素食、多吃生菜水果，又多作劳累运动的人发生率会高些，这种的中风无关乎寒气，中风时十指尖放了血也不会好转，有古方派的医者，比如说从前香港的谭述渠，就用黄芪五物汤来治（时方用补阳还五汤）。“黄芪五物汤？有桂枝又有黄芪，不是更会爆血管吗？”到今天都说“脑溢血”了，直补三焦的药又有几个中医敢用呢？

其实，即使是西医自己也说，今日所谓中风的患者，真的是脑溢血的只十分之一多一些，近十分之九都是血管不通造成的，是“黄芪五物汤”血痺病的那种虚证。

又或者是伤科遇到骨折的人，如果你先晓得西医说的“骨头的外层要多少天才能长合、内层好几年都长不回来，所以才要架钢条……”，等你看到中医的伤科方有那种“一夜长合”的骨折的药——比如说“生土鳖虫、自然铜粉、羊踯躅根或者种子”这一组“焊骨”药——你可能就会觉得那是不可信的江湖传说，而嗤之以鼻。

西医的一个观点介入，就有可能堵死、障蔽住对于同一件事中医原有的观点，就连民国初年医术那么好的中医张锡纯，都被“脑溢血”这个词唬住，而改以《内经》中“阳气，者大怒则形绝，血宛（即‘鬱’字）于上，使人薄厥”这句话来附和西医提供的观点，以“肝风内动”的高血压来看待中风，而绕弯路创出以“降”为主的镇肝熄风汤，这个方子，脑震荡或脑溢血比较有用到的机会；但治高血压就常常有对不上病机的时候了。我自认中医的根基还远不如张锡纯浑厚，他都对付不了的事，我怎么敢不怕？

我记得，网络上倪海厦先生在讲这个“命门之火与水气”的时候，他会非常直接地说，人体为什么能站立、肌肉为什么会有力、你的骨头为什么不会塌掉，就是因为你身体里面充塞着水蒸气啊！这个水蒸气把你塞得满满的，所以你怎样怎样……然后说，人的身体里面，最重要的就是暖水、热水，就是水蒸气，让命门火把你的水烧开了，然后这个水蒸气冲上来，然后怎样怎样……黄成义先生也说：“人的动脉被砍，会喷射出那么高的血，那是‘气’！没有‘气’，血怎会有这种压力？”这个话他们讲出来，有人就觉得“这些老头子已经疯了”，因为谁都知道人体解剖开来，并没有这个东西。

可是，从这些言论，我非常能够感受到一件事，就是：如果你是一个在实际医病的中医，而你医术到了那个地步的时候，对你而言，那种东西会是非常真实的，比透视片看到的东西还要真实。主观来讲，在他们的心目中，会觉得命门火、水蒸气这一切都是具体存在的，因为“我就是抓住这些东西在帮人医病的啊！”。所以有的时候，在专业领域里面，我们直接在感知的一些事情，要跟外界沟通还是有一些对话上的困难，尤其是讲到“水蒸气”的时候，别人会觉得你在讲一些人体中根本就没有的东西。

我是觉得这样子的沟通，一开始就注定会失败的，所以我总要告诉学生说：“我们现在讲的东西，是外面的人看不到的！是像童话故事一样的！”免得到时候挫败很大。

〔摘自二〇〇六年《中医基础》课程〕

第二节　中医牙科史导览
——从细辛的药性岔题

一、《黄帝内经》中的牙痛

在中国古方里，细辛常出现在治疗牙病的方子中。我们已经知道细辛有驱风驱寒的药性，那为什么牙痛明明是牙根发炎，发炎不是热证吗？却要用驱寒驱风的药来治疗呢？这个问题可以当作是关于中医学的小专题来讨论。

首先，我们看看中医对于牙痛的认识：

中国人在对待牙痛的时候，常会说，上牙的牙痛是属于胃，下牙的牙痛是属于大肠，这个说法是怎么来的呢？这个说法是来自于《黄帝内经》的《灵枢经》。

《灵枢经·经脉第十》：

大肠手阳明之脉……其支者从缺盆上颈贯颊，入下齿中。……是动，则病齿痛颈肿。

胃足阳明之脉……下循鼻外，入上齿中。

它说，手阳明大肠经有一条分支跑到人的下牙底下，足阳明胃经从鼻子外侧跑到上牙床里面。所以在《黄帝内经》的思考框架里面，中医就会说：如果是上牙有问题的话，大概是胃经经过，下牙有问题是大肠经经过。这是《黄帝内经》的思考。但张仲景的医学并不完全是在《黄帝内经》的框架里面。

用细辛，是仲景派的思路，不是《内经》的思考。

《灵枢经·杂病第二十六》：

齿痛，不恶清饮，取足阳明。恶清饮，取手阳明。

在《内经》的另一个篇章里，它又说，如果牙痛是不恶清饮，就是牙痛但很喜欢喝冷饮、不怕冰水，那就代表这个人的牙痛是足阳明胃经的病，可能是胃经有热，需要用白虎汤之类的方子清胃热。如果是不喜欢喝冷饮料的牙痛，那表示牙痛的原因是来自于大肠经。当然，历代有些注家就解释说，如果是大肠经的病，那就不会口渴、想喝冷的；但如果是足阳明胃经的病，像是白虎汤证，人会有身体燥热、出大汗；会喝得下很多冷水。

甚至也有人会把前面这两段加在一起，说上牙痛会爱喝冷水，下牙痛就会不爱喝冷水——这样的论点也存在。

当然，牙齿到底是一种骨头，属于肾，这同样是基本中的基本。所以，牙齿的病要算成是肾也对。只是，在《黄帝内经》的范围内，讲到蛀牙会讲到手、足阳明经，讲到肾的话，会比较是牙齿枯槁那种。直接关系到牙齿的荣衰会讲到肾，蛀牙不常讲到肾。

《灵枢经·寒热病第二十一》：

臂阳明，有入頄徧齿者，名曰大迎，下齿龋，取之臂，恶寒补之，不恶寒泻之。足太阳，有入頄徧齿者，名曰角孙，上齿龋，取之在鼻与頄前。方病之时，其脉盛，盛则泻之，虚则补之。

《黄帝内经》对于牙齿痛的治法，当然还是以针灸为主。

但我们如果看上面这一段《内经》说“臂阳明，有入頄徧齿者，名曰大迎”，这是说手阳明有从颧骨底下钻进来，走在牙齿的这一条上，有一个穴道叫作大迎。如果是下牙痛的话，就要从手臂来扎针。

但这个穴位，如果拿到我们现在的针灸学来看的话，已经不太清楚它在说什么了。因为我们现在针灸的穴道，大迎穴是一个在足阳明胃经上的穴道，不是在手阳明大肠经上面的穴道。所以《灵枢经》那个时代的大迎到底在哪里，我们现在也不是那么清楚，因为经络毕竟是我们肉眼看不见的，它到底怎么绕，在不同的书里也有不同的讲法，所以，到底要扎哪里呢？扎“今天的”大迎究竟有没有效？多多少少还是有效。但是我们这堂课，已经摆明了不在针灸上下功夫，而且大迎在的位置我也不知道要怎么扎，因为太不会了，所以不敢下针，感觉不太踏实。至于“取之臂”，大肠经要在手上找对于牙痛有效的穴道，其实有好几个，但是一般来讲，今天我们的“取之臂”是直接取合谷穴，它最好用，合谷如果扎得够好，得气得够，“四总穴”里面我们说“面口合谷收”。牙痛的时候，顺利的话，在合谷上做一番补泻，就会好很多，甚至完全好的也是有的。所以手阳明的话，一般大概就取合谷了。

那它接下来又说“足太阳，有入頄徧齿者，名曰角孙”，以我们现在的针灸穴道来讲，角孙是属于足少阳胆经的穴。当然，现在的针灸书会说，角孙是手太阳跟手少阳三焦、足少阳胆经三条经的交叉口，临床上角孙是放血治疗腮腺炎比较有效的一个穴道。

——这些都是我从“书上看来的”，跟同学大概讲一下而已，我自己是不太有真实感的。同学如果想把针灸学好的话，恐怕还是要另投明师，我对针灸这个领域是懒得学，也没兴趣。要学针灸的话我建议一开始还是学正统派的——就是从《黄帝内经》《针灸甲乙经》这样一路下来的——正统派的针灸，同学如果有兴趣的话，人间国宝周左宇老师的课，赶快去上吧。因为周老师讲的针灸就是从《黄帝内经》《针灸甲乙经》一直到《针灸大成》这些所有的内容，是依循着中医学最主轴的医理框架在运作的针灸系统，对于开药或学习《伤寒论》有支援的效果，跟中医里面的其他学门间能互相支援，可以从针灸的学习中得到对很多中医理论的理解，这是观念上很重要的成长。所以我虽然一直以来不喜欢用针，但我还是觉得针灸上的很多理论最好能了解一下。

所以我们晓得了，在《黄帝内经》里面讲到牙痛，它大概是这样的一个框架：上牙痛是足阳明、下牙痛是手阳明，这是《黄帝内经》的思考。

接下来我们看看《史记·扁鹊仓公列传》：

汉·司马迁《史记·扁鹊仓公列传第四十五》：

齐中大夫病龋齿，臣意灸其左手阳明脉，即为苦参汤，日嗽三升，出入五六日，病已。得之风，及卧开口，食而不嗽。

这个故事是在说，有一个人牙痛，然后淳于意灸他的阳明脉。当然中国历代大肠经上灸牙痛，有好几个穴道是可以用的；胃经的足三里也常用。不过我也没有灸过，因为古时候说的灸好像比较野蛮，是要把皮肤烧一个洞的。牙痛本身已经是一痛了，我可不想再加上另一痛。“即为苦参汤”，用苦参这一味药煮汤来漱口。虽然这也不太好受，因为苦参很苦，但用苦参汤漱口的确是有用的。如果有人愿意吃苦不愿忍痛的话，苦参汤漱口是可以用的一个方法。苦参这味药是一个凉肾的药，因为牙齿最终是属于肾，到药店里面买几片苦参煮药水来漱口，漱着漱着就没有那么痛了，一天漱掉五六碗，很快会消痛。在美国，因为牙医师很难约，等你看到医生，已经痛到崩溃了，在这样的地方，或许苦参汤是一个好用的救急方法。

苦参汤，算是历史记载中提出比较早的一个治牙痛的方。苦参汤代表了中医牙痛观念的一个转折：从"治手、足阳明经"转到"泻肾火"了。

而这个方法，到后来也引发了一些问题。怎么讲呢？

苦参退火、清热、消炎、止痛，治牙痛听起来是没有错的。可是在宋朝的时候有一个沈括，沈梦溪，他写的《梦溪笔谈》，里面就说他得过一个病，觉得腰痛得不得了，坐一坐要站起来都痛得受不了，有一个军官看到他腰痛成这样，就问他："是不是在用苦参刷牙？"连一个军官看到他腰痛都能猜到他用苦参在刷牙，或许那个时候用苦参刷牙是很流行的，就好像现在的舒酸定一样。后来这个军官就解释给他听，说：苦参是一个寒凉的药，每天拿它来刷牙，肾就越来越虚寒，所以会腰痛。于是沈括就换了一个刷牙的东西，腰痛就好了。因此，虽然苦参在一时之间可以清热消炎，但拿它来刷牙还是不适合。

宋·沈括《梦溪笔谈》：

余尝苦腰重，久坐，则旅距十余步然后能行。有一将佐见余曰："得无用苦参洁齿否？"余时以病齿，用苦参数年矣。

曰："此病由也。苦参入齿，其气伤肾，能使人腰重。"后有太常少卿舒昭亮用苦参揩齿，岁久亦病腰。自后悉不用苦参，腰疾皆愈。此皆方书旧不载者。

二、伤寒学派的思路：以感冒受风论牙痛

到了元朝的朱丹溪、李东垣他们，就提出了另外一类治牙痛的原则，这个原则就开始跟细辛有关了。怎么讲呢？

他们开始提出了一种理论，就是：牙痛这个病，用来漱口的这些药，其实比较适合用一些辛散的热药，而不是用寒凉的药，于是提出了治牙痛"宜辛散、忌凉遏"的思考：

元·朱震亨《丹溪心法》：

牙齿之痛，因胃中湿热上出于牙龈之间，适被风寒或饮冷所郁，则湿热不得外达，故作痛也。寒是标，故外用辛温擦漱之药；热是本，故内服辛凉散热之剂。牙痛用梧桐泪为末，少加麝香擦之。牙大痛，必用胡椒、荜茇能散其中浮热，间以升麻、寒水石，佐以辛凉荆芥、薄荷、细辛之类。若用清凉药，便使痛不开。必须从治，如荜茇、川芎、薄荷、荆芥、细辛、樟脑、青盐之类。

这样的思考，可以说是仲景医学在牙科产生的另外一种思考路径，而它在临床上开始带给人一种感觉：这样的思考比《黄帝内经》的思考好用。

这个思考是说：牙齿和肾是相连的，如果肾脏有多余的热的话，一个正常人健康的牙齿就像烟囱一样，可以把这个火气

排放出来，也就是牙齿有点像肾专用的毛细孔，就像我们身体多余的热可以从汗孔出来——肾脏连着牙齿，牙齿像肾的烟囱，肾脏的热可以从牙齿出来——我们人体如果受了风寒之邪、得了麻黄汤证，麻黄汤证如果有热被包在里面，就变成大青龙汤证，热包在里面闷烧。同样地，中医界开始把牙齿痛跟这个思考连在一起：牙齿痛，很可能是因为牙齿受了风寒，把牙齿束住了，本来要从牙齿排放的热气，就排不出来了，闷在里面，然后牙根就烧烂掉了。所以提出"辛散法"的医家，是用一种麻黄汤证、大青龙汤证的角度在看待牙痛的。

这个说法其实很有道理，因为牙痛往往冬天比夏天多；如果牙痛果真是纯热证、纯上火的发炎，那应该夏天痛的人比较多才对。

所以后来中医就觉得：牙痛就好像"麻黄汤证也可以发烧烧到39.5℃"一样，是闷住了，所以在发烧。我们要帮助人体中的抵抗力把这个寒邪之气推散，让牙齿恢复它原本疏泻的机能，火就能排放，牙齿就不痛了。

当这样的思考开始出现的时候，细辛就变成治疗牙痛很重要的一味药了。

苦参是一个角度的思考：入肾清热、消炎；而细辛是另外一个角度的思考：牙齿属于肾，肾的麻黄汤就是细辛，所以用细辛煮水漱口就可以把牙痛打通——以这样的一个角度来面对它。

我想我们学经方，常会遇到这种看病的"视角的选择"，就像我们讲葛根汤的时候，医案讲义里，朱木通就说：其实妇女的乳房发炎，往往都是太阳阳明合病的葛根汤证、或是小柴胡汤证当主轴，是先得感冒了、六经病了，经络淤塞不通，然后才发炎。先把这个六经病医好，剩下来的一点发炎或是本来的发炎所产生的一些脓，再用药排掉就好了——大概是这样的思考。

所以很多我们现在归纳于发热、发炎的东西，可能都可以找到张仲景医学六经辨证的主证存在。因此后来就开始有比较多的人主张牙痛要“从治”，不是说它发炎我们就要消炎，而是顺着这个热势把它泻掉，用从治的方法来治，就跟我们用桂枝汤、麻黄汤是一样的道理。因为桂枝汤、麻黄汤是站在我们的抵抗力这一边把寒邪推出去。如果只因为感冒发烧到39℃，就说要退烧，退烧针一打下去，不是把抵抗力也给杀掉了？那感冒就内陷了，对身体反而更不好。所以要走从治的路线，这在观点上有它的正确性。

既然要走从治的路线，单一味细辛漱口治牙痛，就是常用的一种方法，当然还有一些泻热或有引经效果的药，比如中医里有一首不知道是谁写的诗，说是华佗治牙痛的方：

不知著者，托名孙思邈注《华佗临症神方·华佗治牙痛要诀》：

宜辛散，忌凉遏。

世传华先生治牙痛：“一撮花椒水一盅，细辛白芷与防风。浓煎漱齿三更后，不怕牙痛风火虫。”实则先生之医术，虽本乎仙人，其用药则由己。如宜辛散，忌凉遏，即治百般牙痛之秘诀也。故知治病不必拘定汤药，盖汤药可伪造，可以假托，且当视其病之重轻，人之虚实，时之寒燠，而增减之。故有病同药同，而效与不效异。医者于此，宜知所酌夺矣。（孙

思邈注）

“一撮花椒水一盅”：一碗水一把花椒，“细辛白芷与防风”：白芷是足阳明胃经引经药，又有祛邪、止痛的效果，防风是脾胃系的祛风药……所以花椒、胡椒、细辛、白芷、防风这一类发散风邪的药都是很常用的。

再来，我们来看看元朝《御药院方》里面的漱口沉香散。

元·许国祯《御药院方》：

漱口沉香散

治牙槽热毒之气冲发，齿断肿痛，或疮，或瘥，或发，并宜服之。

香附子八两　沉香　升麻各一两　华细辛半两

上为细末，每用二钱，水一大盏同煎至三两沸，去滓温漱，冷吐，误咽不妨，不计时候，日用三四次。

《御药院方》是元朝收集的一些前代比较高档的宫廷好方，我选这个方的理由是这个方的美味度最好，因为这一类的方子很多，只是有的是用细辛、荆芥和露蜂房，露蜂房是黄蜂窝；有的是用独活四钱、细辛两钱、荆芥穗四钱。我觉得独活吃起来比较难吃，在这些效果差不多的药物里面，香附、沉香、升麻的味道都还可以，所以就选了一个该有的药都有了的方。升麻一方面可以算是升提足阳明胃经经气、一方面也可以算是升清气、降浊气的化毒药。引火归源的沉香、升清降浊的升麻，再加上行气的香附，在古时候一般是煮水漱口的方子。

三、刷牙固齿名方

另外还有一个陈希夷刷牙药，这是一个很好玩的方，它是在华山上一块石碑上面的诗，用它来刷牙，不但能让牙齿牢固，而且可以“乌髭鬓”——就是刷了之后，胡子、鬓发都会黑回来——这个方子我选它，是因为它代表了那个时代刷牙方里面最普遍的正确，就是古人刷牙方里首席的几味药，这个方都有了。

陈希夷刷牙药　（进华山，陈希夷先生牢牙乌发鬓药，原在碑记上有此方）牢牙齿，乌髭鬓。

猪牙皂角及生姜，西国升麻熟地黄，
木律旱莲槐角子，细辛荷蒂要相当，
青盐等分同烧炼，研熬将来使最良，
擦齿牢牙髭鬓黑，谁知世上有仙方。

上件十味各二两，除青盐一味外，其余药味并剉碎，用一新瓦罐儿内尽盛其药，又用瓦子盖合，罐儿口子以麻索子系定，上用盐泥固济，约厚半寸许。晒干，穿一地坑子，方阔二尺，约深七寸，先放一新方砖，后安放药罐子，以口向下坐，用木炭火一和烧令透，后青烟出，稍存其性。去火，放经宿，取药出，煞研为细末。每用刷牙子蘸药少许刷上下牙齿，次用温水漱之，每日早晨、临卧时用一次于内。旱莲叶如马齿花，如星宿。升麻形如鸡骨，其色青绿。此二味药本出京兆府，奴婢高邦才谨言：

“牢牙乌髭鬓之药，古今方论甚多，少有曾经验者。奴婢在私家之日，实缘此药常是与人修合使用，亲经效验略言如后：

有祐德观景碧虚先生，常用此药，年至八十已上面若童子，髭鬓甚黑，齿落重生，仪师颜亦识此人。

明昌二年，有统军司书表姓，大年纪五十岁已上，髭发本生来黄色，因患牙疼，用此药两月，髭发皆变黑色，更不脱落。

贞祐二年，陕西安抚事老瓦，患牙疼数月，用此药痊，可至今常用。

曾经效验者历历甚多，不敢尽言。”

我们在做这个药的时候，因为生姜要经过烘干的过程，所以直接摆干姜也可以；猪牙皂角，一般药店买就可以了；西国升麻、熟地黄，就买好一点的升麻和熟地黄。木律是什么呢？木律又叫作胡桐泪，这味药现在台湾的药店好像买不到，不过因为这个方子有很多的兄弟姐妹方，里面也有不用胡桐泪的，胡桐泪的作用，是要让药性钻到牙龈肉里面去的，这个钻到牙龈肉里去的药性，如果没有胡桐泪的话也没有关系，可以用附子，附子也可以帮助药性深入，不然的话，傅青主派他们用的是骨碎补，同时用六味地黄汤引经，这个也是很能固牙龈肉的。槐角是槐树的果实种子类的东西，散火毒的；荷叶蒂的话，荷叶主要是要升清气，那么荷叶蒂，考究一点的话，因为它是撑住整片荷叶的东西，所以就特别有效，不考究的话，就用整张荷叶也可以；青盐就是从盐矿里挖出来的盐，就算不入药，把它打碎，回家煮菜用也是很美味的。

这些药，它说，除了青盐之外都剁碎——其实我们买药的时候，就可以请药店把这些药一起打成粗粉，回家以后，把它装在一个一人份用的小砂锅里，锅盖盖上以后用“楠香粉”调水，糊在锅盖的缝跟透气的洞，把它封住（通气的话，会焦得太厉害），然后把这一整个小砂锅放到慢炖锅里，透过慢炖锅慢慢加热，够热以后，就会有一丝丝的烟飘上来，闻到药味，差不多两小时以后就可以关火，这时候里面的药材大概差不多烤到干燥、焦黄，如果烤二十四小时的话就炭化了，烤得干干的焦黄的药渣，再送回药店请他们打成细粉，回家就拿牙刷沾这个细粉刷牙。

这种刷牙黑发的药，最好能在牙龈留久一点，所以可以拿毛软一点的牙刷慢慢刷，但因为里面有一些药像旱莲、生地，都是黑黑的，所以不会让牙齿变白，洁牙效果还行，白牙效果一般，但补肾固牙的效果很好。至于乌鬓发的效果，有是有，但不要太强求，像我是白胡子比白头发多的人，用这个方子刷一两个星期下来，我观察到白胡子是有变少，但要刷到一头白发能乌黑，我也不敢相信能有这种效果。

因为有些药，你要求它很有效，就必须真的制得很好。比方说熟地黄，要它很有效，就真的一点铁器也不能碰，这个在现在已经不太可能了，但这个方子已经是堪称好用了，就跟大家分享一下。

另外《卫生宝鉴》里的遗山牢牙散这一类的方也很多，我选择遗山牢牙散也是因为这个方同样是一个“最普遍的正确”，就是很多方里对牙齿、牙床好的药，这个方里都有。

元·罗天益《卫生宝鉴》：

遗山牢牙散

王汉卿所传方。云：折太守得之于李节使。折得此方，九十余岁，牙齿都不曾疏豁，及无疼痛。汉卿今八十九岁，食肉能齿决之，知此方如神也。

茯苓　石膏　龙骨各一两　寒水石　白芷各半两　细辛三钱　石燕子大者一枚，小者用一对

上七味为末，早晨用药刷牙，晚亦如之。

这个方刷牙之后，可以让牙齿很牢固，里面有龙骨固气补肾；石膏、寒水石、白芷能退散胃火；石燕子是一种像化石又像蚌壳的东西，也是古时候固齿很有用的药。这个方子有同学试用了以后，发现从前那种稍微抿一抿嘴，牙龈就出血的人，刷了一个星期之后，很明显地可以看到牙龈肉一天比一天不出血了，这个药对于牙龈肉的调整是很强的。

我自已的经验是，因为我抽烟，容易把牙齿薰得很黄，好几年前我朋友叫我用一些药房卖的刷牙粉刷牙，我用了那些刷牙粉后，虽然牙齿是变白了，但牙龈肉却都坏掉了，稍微吸到一点冷空气或吃到一点甜的，牙根就受不了。后来改用中药的刷牙粉，牙龈才好回来。那时候用的一个方，虽然没有这个这么好，但因为这一类方子里面的石膏跟寒水石，都能把牙齿磨得很白，但同时又不伤牙龈跟牙齿（要打很细才不伤），整剂方又可以让牙根变得牢固，是清洁跟固齿效果都相当好的一类方剂。

四、牙周病的治疗

那有些人他们的问题是“牙龈肉退掉”。牙龈肉退掉，古时候也叫“牙宣”，多多少少是这个人的阳明火旺，所以胃阴虚，牙肉萎缩。一般是用内科里面用来滋胃阴的药，以经方来说，滋阴而退热又作用在阳明区块的，是竹叶石膏汤；以时方来说的话就是甘露饮、玉女煎；单味药而言是麦门冬。这些都是牙龈肉退下来常会用的方。

至于多有效？对不起，不知道。为什么说不知道？因为我觉得看台湾的病人的体质，会常让人忍不住一头跳进火神派的领域。因为台湾肾阳虚的人实在太多了，肾阳虚造成的水上不来、全身的上火、枯槁，终究还是要补肾才会有效，不是退胃火就会有效，因为五脏会烧掉是因为肾水上不来，这一类的思考在讲少阴篇的时候我们会涉及火神派的系统，到那时候，我们这些开药的思路有些部分还需要重新洗牌。

牙龈开始退掉了，如果我们不用内服药，要用外敷药的话，路数也差不多。比方说有一味药叫作补骨脂，补肾阳的；又有一味药叫麦门冬，滋胃阴的。每天用麦门冬煮水一直漱口，平常刷牙就用补骨脂刷牙，这样搭配用，效果也是蛮好的。

当然，总体效果而论，前面介绍的遗山牢牙散或是陈希夷刷牙药，这些对牙龈肉退掉也都是很有帮助的，刷久了牙龈肉都会变好，咬东西也觉得牙齿不再松动了，也不会吃几颗酸梅就觉得牙齿被酸到了。

如果是比较严重的“牙根露出来”的话，比较有代表性的方剂是“柳枝汤”：

宋·王怀隐、陈昭遇　等《太平圣惠方·卷三十四》：

柳枝汤

治齿根出露，摇动疼痛，宜含柳枝汤方：

柳枝一握（切）　地骨皮　细辛　防风（去芦头）　杏仁（汤浸，去皮尖、双仁）　蔓荆子　以上各一两

（※一方另有青盐半两）

上件药，都细锉和匀，每用一两，以水一大盏、酒一盏，同煎至一盏，去滓，热含就于患处。

柳枝这个东西，药店也不一定有卖的，但我想，很多校园或是公园都会有柳树，就自己摘吧。

用柳枝一把，地骨皮、细辛、防风这些药打成粉，每次用一两药粉、水一碗、酒一碗，煮到剩一碗以后，趁热连渣漱口，含着久一点不要吐。这是比较有代表性的方剂。

五、陈士铎的六路牙痛方

到后面傅青主、陈士铎的医派，就有另外一套辨证系统出现了，陈士铎《辨证录·牙齿痛门六则》就把牙痛分为六种，六种牙痛的六种方如下：

清·陈士铎《辨证录·牙齿痛门六则》：

一

人有牙齿痛甚不可忍，涕泪俱出者，此乃脏腑之火旺，上行于牙齿而作痛也。治法不泻其火则不能取效。然火实不同，

有虚火，有实火，大约虚火动于脏，实火起于腑。而实火之中，有心包之火，有胃火；虚火之中有肝火，有脾火，有肺火，有肾火。同一齿痛，何以别之？不知各经在齿牙之间，各有部位也。两门牙上下四齿，同属心包也，门牙旁上下四齿，属肝也，再上下四牙乃胃也，再上下四牙乃脾也，再上下四牙乃肺也，再上下之牙乃肾也。大牙亦属肾，肾经有三牙齿，多者贵。治病不论多寡，总以前数分治之多验。火既有如许之多，而治火之法，宜分经以治之矣。虽然，吾实有统治火之法，方用治牙仙丹：

玄参一两　生地一两　水煎服。

无论诸火，服之均效。察其为心包之火，加黄连五分；察其为肝经之火，加炒栀子二钱；察其为胃经之火，加石膏五钱；察其为脾经之火，加知母一钱；察其为肺经之火，加黄芩一钱；察其为肾经之火，加熟地一两。饮一剂而火轻，再剂而火散，四剂而平复如故矣。

夫火既有虚实不同，何以一方而均治？不知火之有余，无非水之不足也。我滋其阴，则阴阳之火，无不相戢矣。况玄参尤能泻浮游之火，生地亦能止无根之焰，二味又泻中有补，故虚实咸宜，实治法之巧，而得其要者也。况又能辨各经之火，而加入各经之药，有不取效如神乎？

或曰："火生于风，牙齿之疼，未有不兼风者，治火而不治风，恐非妙法。"不知火旺则生风，未闻风大而生火，人身苟感风邪，则身必发热，断无风止人牙而独痛之理。况火病而用风药，反增其火热之势，是止痛而愈添其痛矣。或疑："膀胱有火，胆经有火，心经有火，大小肠、三焦俱有火，何俱遗之而不言？”不知脏病则腑亦病，腑病则脏亦病，治脏不必治腑，泻腑不必又泻脏，况膀胱、心与三焦、大小肠俱不入于齿牙，故略而不谈也。

首先，是牙痛剧痛到涕泪俱出的时候，通常牙根都发炎肿起来了，这样的牙痛，就用一个叫作治牙仙丹的方子，这个方只有两味药，玄参和生地，都是很凉润又滋阴的药，生地今天用干地黄也就可以了，用到真的生地恐怕还太凉。

傅青主这一派提出的论点还蛮特别的，当然之前也有其他的牙科医生提出一样的论点，就是牙齿的“上火”，有实火也有虚火，一般来说“脏”有火都是虚火，“腑”有火都是实火，因为脏没有办法收摄能量聚成精，所以火才散出来，因此称它为虚火。

他们提到上下各两颗门牙是属于心包火，再旁边一颗是肝、再旁边一颗是胃、再旁边一颗是脾、再旁边一颗是肺、再到最后面就都是肾，所以要“分经退火”。那玄参、生地是凉肾火的药，如果要退心包火就加黄连、退肝火加炒栀子、退胃火加石膏、退脾火加知母、退肺火加黄芩、退肾火加熟地摄阳，这样加味，就可以把牙痛退掉。这个方子其实还算好用，但因为是寒凉药为主的方，所以喝了之后人会有比较累的这个问题。

这个方子，喝下去马上牙痛就好很多，但不见得是真的全好，因为往往再过一天，会发现牙痛的地方牙根的肉长了一个小脓包，把这个脓包弄破挤干净之后才真的完全好——就是它已经让发炎停止了，但已经发炎烧坏烧死的组织还是会变成脓，要清干净才算真的全好——不过因为这个方还是一些阴寒的滋阴药，所以吃起来要看脾胃强不强，不然还是可能多少会拉肚子的。

清·陈士铎《辨证录·牙齿痛门六则》：

二

人有多食肥甘，齿牙破损而作痛，如行来行去者，乃虫痛也。夫齿乃骨之余，其中最坚，何能藏虫乎？不知过食肥甘，则热气在胃，胃火日冲于口齿之间，而湿气乘之，湿热相搏而不散，乃虫生于牙矣。初则只生一二虫，久则蕃衍而多，于是蚀损其齿，遂致堕落。一齿既朽，又蚀余齿，往往有终身之苦者。此等之痛，必须外治，若用内治之药，未必杀虫，而脏腑先受伤矣。方用五灵至圣散：

五灵脂（三钱，研绝细末）　白薇（三钱）　细辛（五分）　骨碎补（五分）　各研为细末。先用滚水含漱齿至净，然后用前药末五分，滚水调如稀糊，含漱齿半日，至气急吐出，如是者三次，痛止而虫亦死矣，断不再发。

盖齿痛原因虫也，五灵脂、白薇最杀虫于无形，加入细辛以散火，骨碎补以透骨，引五灵脂、白薇直进于骨内，则虫无可藏，尽行剿杀，虫死而痛自止也。

第二种牙痛就确实是蛀牙蛀穿的牙痛，其实我们牙痛不一定每次都是蛀牙蛀烂进去的，但若确实是蛀烂进去的，就用这个五灵脂、白薇、细辛、骨碎补这些药去漱口，把这个蛀烂的洞慢慢调补回来，这种蛀牙蛀到烂穿进去的牙痛的特征就是“如行来行去”。那种一阵一阵抽痛的牙痛，用这个方。

清·陈士铎《辨证录·牙齿痛门六则》：

三

人有牙痛日久，上下牙床尽腐烂者，至饮食不能用，日夜呼号，此乃胃火独盛，有升无降之故也。人身之火，惟胃最烈，火既升于齿牙，而齿牙非藏火之地，于是焚烧于两颊，而牙床红肿，久则腐烂矣。似乎亦可用治牙仙丹加石膏以治之，然而其火蕴结，可用前方，以消弭于无形，今既已溃破腐烂，则前方又不可用，以其有形难于补救也。方用竹叶石膏汤加减：

石膏（五钱） 知母（二钱） 半夏（二钱） 茯苓（三钱） 麦冬（三钱） 竹叶（二百片） 葛根（三钱） 青蒿（五钱） 水煎服。连服四剂，而火退肿消矣。然后再用治牙仙丹以收功也。

石膏汤以泻胃火，用之足矣，何加入葛根、青蒿也？不知石膏但能降而不能升，增入二味，则能引石膏至于齿牙以逐其火。而葛根、青蒿尤能退胃中之阴火，所以同用之以出奇，阴阳之火尽散，齿牙之痛顿除，何腐烂之不渐消哉？

第三种牙痛是有人牙痛久了，上下牙床都腐烂了，变成没办法吃饭、日夜呼号，这种主要病在“牙龈”的牙痛，就是胃火太盛了，要治阳明火，可以用仲景方的竹叶石膏汤，再加上一些其他清热散火的药，竹叶石膏汤本来就是白虎汤再加味的一个汤剂，我们可以知道这是要退阳明热为主，牙龈腐烂的状况我们可以用这样的思路去开药。

清·陈士铎《辨证录·牙齿痛门六则》:

四

人有牙齿疼痛，至夜而甚，呻吟不卧者，此肾火上冲之故也。然肾火乃虚火，非实火也，若作火盛治之，多不能胜，即作虚火治之，亦时而效时而不效。盖火盛当作火衰，有余当认作不足，乃下虚寒，而上现假热也。人身肾中不寒，则龙雷之火下安于肾宫，惟其下寒之甚，而水又无多，于是上冲于咽喉，而齿牙受之。正如龙雷之火，至冬则地下温暖而龙雷皆蛰，春气发动，则地底寒冷而不可蛰，乃随阳气上升矣。至于夜分，尤肾水主事，水不能养火，而火自游行于外，仍至齿而作祟。譬如家寒难以栖处，必居子舍而作威，而子又贫乏，自然触动其怒气矣。治法急大补其肾中之水，而益以补火之味，引火归源，则火有水以养之，自然快乐，而不至于上越矣。方用八味地黄汤加骨碎补治之，一剂而痛止，再剂而痛不发也。

盖六味地黄汤补其肾水，桂、附引火以归于命门，但补水引火之药，不先入齿中，则痛之根不能除，所以必用骨碎补以透入齿骨之中，而后直达于命门之内，此拔本塞源之妙法耳。

第四种牙痛是“到了晚上特别痛”的，这代表什么意义呢？这表示肾脏不能收纳阳气，所以肾火浮越上来了，这样的牙痛就要用傅青主医派非常有名的“引火归源法”，基本的方法就是一大锅的八味地黄汤放凉了喝。八味地黄汤里的六味药：熟地黄跟泽泻可以把药引入肾经；山药跟茯苓可以把药引入脾经；山茱萸跟牡丹皮可以把药引入肝经——当然这是一种比较粗糙的讲法——但基本上一般喝肾气汤的时候，如果是比较敏感的人，就会感觉到大腿内侧的三阴经会有一种“有东西钻下去”的感觉。这六味之外加上桂、附，就可以把桂、附的能量拉到三阴经里去保存起来。当然，药量地黄独大，还是以补肾经为主。因为中医相信“同气相求”的原理，所以在把肉桂、附子的药性拉进三阴经的这个过程，身体里面如果有一些火是从内脏浮出来的，那这些火就会顺便跟着肉桂、附子的热性，一起被引回去，这是一种收摄浮越之火的方法。

那么傅青主这个方，就多加了一味骨碎补，让骨碎补把药气拉过去经过牙齿，所以本来是全身的浮游之火都要收进去的，把这个引火归源药性拉得经过牙齿以后，就会把牙齿的火给收下来了。当然，需要引火归源的人是有一些身体特征的，晚上特别严重是一个特征，另一个特征就是会觉得上半身很热，但膝盖冷冷冰冰的。

清·陈士铎《辨证录·牙齿痛门六则》：

五

人有上下齿牙疼痛难忍，闭口少轻，开口更重，人以为阳明之胃火也，谁知是风闭于阳明、太阳二经之间乎。此病得之饮酒之后，开口向风而卧，风入于齿牙之中，留而不出，初小疼而后大痛也。论理去其风宜愈，而风药必耗人元气，因虚以入风，又耗其气，则气愈虚，风邪即欺正气之怯而不肯出，疼终难止也。古人有用灸法甚神：灸其肩尖微近骨后缝中，小举臂取之，当骨解陷中，灸五壮即瘥。但灸后，项必大痛，良久乃定，而齿疼永不发也。然而人往往有畏灸者，可用散风定痛汤治之：

白芷（三分）　石膏（二钱）　升麻（三分）　胡桐泪

（一钱） 当归（三钱） 生地（五钱） 麦冬（五钱） 干葛（一钱） 天花粉（二钱） 细辛（一钱） 水煎服。一剂轻，二剂即愈，不必三剂也。

此方补药重于风药，正以风得补而易散也。

六

人有上下齿痛甚，口吸凉风则暂止，闭口则复作，人以为阳明之火盛也，谁知是湿热壅于上下之齿而不散乎。夫湿在下易散，而湿在上难祛，盖治湿不外利小便也。水湿下行其势顺，水湿上散其势逆，且湿从下受易于行，湿从上感难于散，故湿热感于齿牙之间，散之尤难。以饮食之水，皆从口入，必经齿牙，不已湿而重湿乎。湿重不散，而火且更重矣，所以经年累月而痛，不能止也。治法必须上祛其湿热，又不可单利小便，当佐之以风药，则湿得风而燥，热得风而凉，湿热一解，而齿痛自愈矣。方用上下两疏汤：

茯苓（五钱） 白术（三钱） 泽泻（二钱） 薏仁（五钱） 防风（五分） 白芷（三分） 升麻（三分） 荆芥（二钱） 胡桐泪（五分） 甘草（一钱） 水煎服。四剂而湿热尽解，而风亦尽散也。

盖茯苓、白术、泽泻、薏仁原是上下分水之神药，又得防风、白芷、升麻、荆芥风药以祛风。夫风能散湿，兼能散火，风火既散，则湿邪无党，安能独留于牙齿之间耶？仍恐邪难竟去，故加入甘草、胡桐泪引入齿缝之中，使湿无些须之留，又何痛之不止耶？况甘草缓以和之，自不至相杂而相犯也。

第五种和第六种牙痛很有意思：

前一种牙痛是一开口吹到风就觉得痛得受不了，但一闭起嘴巴就觉得好一点，这是什么？这是“牙齿的桂枝汤、麻黄汤证”？这是牙齿受风邪、被束住了所以发热，所以要用发这个牙齿风邪的药来开通它，用升麻、白芷再加一些细辛跟补药。他说这个症也可以来灸肩膀后面的穴道，这一类穴道，一般来讲指的是手阳明大肠经的肩髃穴或是列缺穴，但我也没灸过，不知道效果好不好。

我怀疑他说的这个，并不是纯粹的针灸学所说的经络、穴位，而是所谓的“反应点”，比如说长针眼，麦粒肿，我们会找背部粟粒大淡红色皮疹或压痛点、肩部的第七颈椎至第九胸椎之间略高起皮肤呈紫红色粟粒大小的一个或几个反应点（有人就是长个痘痘、疔），压到它褪色、平掉（也有人用放血），很快就会好。一般牙痛是沿脊柱棘突逐个向下按压，选出脊柱压痛最为明显的一个棘突。

而因为牙齿有了恶风恶寒的症状，所以就用这样的药方来散它的风寒。

第六种牙痛就是上下牙都痛，开口吹凉风就不痛，闭起嘴巴就很痛，这又是怎么回事呢？牙齿会怕闷、想要透气，这表示牙齿不是受风寒所伤，是被闷住了。什么会闷住牙齿呢？是湿气，这表示身体的湿气太重，牙齿被闷得受不了想要出来透气，所以这样的话，就要用祛湿清热的方法来治牙痛。

这样看就会让人感觉张仲景的辨证是那种正大光明、好像房子的大栋梁的辨证；傅青主派的辨证就好像是房子里的细部装潢。对我们这些学仲景辨证的人而言，看傅青主派的辨证与开药，会觉得他鬼神莫测、不知道怎么发现这些奇奇怪怪的辨证点以及药物的走法的，觉得很好玩。

六、齿落复生

讲完了蛀牙的方，那么如果是年老掉牙怎么办？我们不像鲨鱼、鳄鱼，牙齿可以不断再生，但我们可以用“牙齿能不断再生的动物”入药，来帮助牙齿再长回来：

清·陈士铎《石室秘录》：

长齿法

方用雄鼠脊骨全副，余骨不用，尾亦不用，头亦不用，骨碎补三钱，炒为末，麝香一分，熟地身怀之令干，为末，三钱，但熟地必须自制，切不可经铁器，一犯则前药俱不效矣，生地亦须看一做过，经铁针穿孔者即不效，细辛三分，榆树皮三分，总之，群药俱不可经铁器，当归一钱，青盐二钱，杜仲一钱足矣，各为绝细末。鼠骨去肉不用，新瓦上焙干为末，不可烧焦，乘其生气也，用一瓷瓶盛之。每日五更时，不可出声，将此药轻擦在无牙之处。三十六擦，药任其自然咽下，不可用水漱口，一月如是。日间午间擦之更佳，亦如前数。

固齿方

用雄鼠脊骨一副，当归一钱，熟地三钱，细辛一钱，榆树皮三钱，骨碎补三钱，青盐一钱，杜仲二钱，各为末。裹在绵纸成条，咬在牙床上，以味尽为度。一条永不齿落矣。然亦不可经铁器，经则不效。此药可救数百人。大约一人须用三条。

拿老鼠的骨头入药做成牙粉，然后塞在掉牙齿的地方，这样牙齿就能再长回来。台湾乡下也有报道说拿晒干的蚂蚁来吃，吃一吃掉了的牙齿也再长回来。我想，有兴趣的话或许可以试试看吃蚂蚁干打粉，因为老鼠的骨头好像还更麻烦一点。

虽然这个方不是傅青主派独有的，其他的医书里也有，但傅青主派非常强调“地黄这个药绝对不能碰到铁器”。但我们在台湾买到的地黄，都是用铁刀切开了。怎么才能不碰铁？或许要从自己种地黄开始，然后用陶瓷刀切它，然后自己再来制，蒸也得用竹蒸笼。所以老鼠骨头或许还简单，其他药都不能碰铁器，倒是麻烦。

以上是中医牙科发展史的一些大概整理介绍。因为讲到细辛这味药，一时想到古人用细辛来散牙齿的风邪的一些方法，就顺便岔题来学学牙齿的保养。

〔摘自二〇〇八年《伤寒杂病论慢慢教》课程第三段第六堂〕

第三节　为小青龙汤发出呐喊

一、心下有水气

【桂7-8／宋40】

伤寒，表不解，心下有水气，干呕，发热而咳；或渴，或利，或噎，或小便不利，少腹满，或喘者，小青龙汤主之。

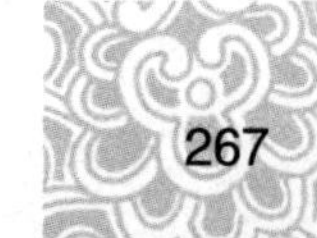

【小青龙汤方】

麻黄三两（去节） 芍药三两 细辛三两 桂枝三两 干姜三两 甘草三两 五味子半升 半夏半升（洗）

右八味，以水一斗，先煮麻黄，减二升，去上沫，纳诸药，煮取三升，去滓。温服一升，日三服；

若渴，去半夏，加栝蒌根三两；

若微利，若噎者，去麻黄，加附子一枚；

若小便不利，少腹满者，去麻黄，加茯苓四两；

若喘者，加杏仁半升（去皮尖）。

我们先这样想：一般《伤寒论》里讲到“心下”，多数指的是“胃”；不过这一条讲的应该是“肺”。因为如果是“胃”里有水气，那是苓桂术甘汤、桂枝去桂加苓术汤、小半夏汤之类，而不是小青龙汤。所以，这里讲的“心下”姑且当它指肺，讲一个人长年因为体质的关系，肺中积了死水；也有人讲小青龙汤这个不是肺里积水，是渗出物，肋膜炎之类的渗出物，因为小青龙汤的确对这类病也有效。总而言之，是身体里有没用的死水。

一般寒邪进到身体里，穿过皮表、穿过肺的时候，肺里如果没有堆着这些水邪的时候，它会继续往血脉、骨头里去钻，去找它的同类。

但如果它在经过肺的时候看到死水，“同气相求”，它是不是就会觉得：“这里有游泳池，观光胜地！”然后就全部聚在肺里面留下来了？

当肺里面有东西跟这个寒气相遇的时候，这些寒气往往就全部留在肺里，肺里面原来的那滩死水就变成塞满寒气的死水，然后肺就再也受不了了——原来只是死水的时候都还好，还可以装作没事——这下就开始狂咳嗽了。通常小青龙汤越有效的时候，就是这个肺里面塞满寒气的死水越多的时候，这种咳嗽会咳得非常猛烈，这时候小青龙汤就会非常好用。但如果肺里面的死水只有一点点，寒邪觉得这里不够好玩，东一点西一点散在身体各处的时候，小青龙汤就不会太好用。所以小青龙汤要好用，这个死水的“水气”要够多才行，不然有时反而桂枝加杏朴汤比较适合。基本上小青龙汤证是某种体质的人特别会有的，水毒体质的人，感冒特别容易变成小青龙汤证，这个我们之后再讲。

一旦有小青龙汤证出来了，这个人就会狂咳嗽，或者是平躺下来以后就咳得更凶。这个狂咳嗽的咳法一定是有稀痰的，因为肺里面的死水遇到病邪以后就变成稀稀的痰，这时候身体就会想把它排掉，所以咳的时候就会有一种白色透明或者白泡沫痰或者是鼻涕，咳出来那个痰吐到水里很快就化掉了，因为它跟水还很接近，“痰饮很多”也是个辨证点。如果是小青龙汤证但是咳黄痰怎么办？那也没关系，小青龙汤还可以加生石膏，因为小青龙汤主要对付的是“水邪为病”，热水邪也还是水邪，所以治法上差不多，只是要清热而已，这是对于小青龙汤最基本的认识。麻杏甘石汤的咳是干咳热咳，那是不同一类。

二、小青龙汤非汗法

我们在用小青龙汤的时候，一定要注意到非常关键的一件事，就是小青龙汤跟之前的桂枝汤、麻黄汤、葛根汤、大青龙汤都有一个非常不同的特征，这个非常不同的特征不知道大家有没有在这个方剂中看出来?

首先，小青龙汤它是根据很多不同的情况而有加减法的，那它在很多情况下，是轻轻松松麻黄就可以不用了，也就是说，没有麻黄的小青龙汤仍然是小青龙汤。小青龙汤里的很多药味都可以换掉，可以换掉的就不是主轴药味，所以半夏、麻黄都可以换掉，不换掉的是桂枝、甘草、芍药、细辛、干姜、五味子，这六味药才是小青龙汤的主轴结构——像小柴胡汤也可以拆，把所有变化都拆掉以后，最后剩下柴胡跟甘草，所以柴胡和甘草才是小柴胡汤的主要结构——小青龙汤的主轴结构是桂枝、芍药、甘草，甘草放三两，比桂枝汤、麻黄汤都多，再加上干姜——这其实会产生一个甘草干姜汤的结构——我们又知道桂枝、芍药从动脉运行到静脉，由甘草为它定出一个中轴方向的时候，这个运行本身是可以驱赶病邪的，我们之前讲桂枝的时候曾讲过，桂枝对风气是具有排斥力的，可以祛风，所以祛邪的动力，用桂枝这一味药就已经足够了，麻黄不是必须要用的。

麻黄不是必须要用，是不是就表示它“不一定要发汗”?这个汤里面也没有“姜枣”（姜指生姜）组，没有桂枝汤中用生姜、大枣入营出卫解肌的结构，表示这个药根本不走营卫。可去麻黄又没有姜枣，麻黄汤跟桂枝汤中发汗的路径都没有了!

我们再看第三件事：看这个药的服用法，是煮成三碗，每次喝一碗，每天喝三碗。前面所有的发汗剂都说“如果喝了一碗汗出了就千万不要喝第二碗”，为什么这个汤不必？

所以我们就会知道，这个方剂在使用上，完全没有发汗剂的特质，真正的小青龙汤，它就不是一副发汗剂。

之前在讲半夏的时候说过，半夏是用生半夏或滚水涮过还算嫩的半夏，才能让经方有效。这样小青龙汤方中“半碗”的半夏（全生的半夏可以放四分之一碗），如果是用药店里买的制过的半夏片，就至少要放一碗。当半夏用这么多的时候，小青龙汤就会出现一个很美好的特征：半夏就把这些肺里面的水转移到膀胱去了，所以真正的小青龙汤是从尿解。

小青龙汤从尿解的时候，是它的副作用最小的时候。什么时候它的副作用大？比方有人说冬天之外的时候最好不要用小青龙汤，因为小青龙汤是一剂发汗药，吃了伤元气；也有人说刚感冒头几天就用葛根汤打打看，葛根汤打不干净，三天以后再用小青龙……用它的同业者，都有些不喜欢它的副作用。

——当临床上出现这些说法的时候，其实背后都有一些真实的观察，就像如果买外面配方颗粒的小青龙汤，吃了之后就会有点麻黄汤的意味，发汗而解，但是效果不好。为什么效果不好？因为这个人肺里面有一缸水，病邪也都聚在这缸水里面，从皮表发汗有什么用？邪气还是在。就像病邪还没入到阳明大肠腑里面，想要用承气汤把病邪从大便排出去也是没有用的。病邪都在肺中的积水里面的时候，在外面再怎么发汗，发营卫的汗、发血脉的汗，入营出卫都不会有用，所以小青龙汤它当然不是一副发汗剂，它是用它方剂的整体结构，让肺里面的水邪能够被搬移到别的地方然后排掉，这样才能发挥小青龙汤的作用。

所以，历代医家如果不是非常严谨地要求半夏的用量要足的话，小青龙汤在临床用起来副作用就会很多。

小青龙汤因为有这些副作用——或者如果我们不要说副作用，原本的小青龙汤是有麻黄的，麻黄吃久了也会虚，人阳虚的时候更没有力量代谢水，治痰的根本又是要水代谢的功能健全——所以小青龙汤也不是个可以久吃的药，因此近来就有些人说小青龙汤吃个一两次就好，接下来换成苓桂术甘汤收工就好，这是方法之一。

但我总觉得苓桂术甘汤的“心下”，跟小青龙汤的“心下”，讲的是不一样的心下，所以我不是很喜欢用苓桂术甘汤收工这样的一个做法。苓桂术甘汤对付的是胃的水肿，小青龙汤的水饮是在肺，我自己比较喜欢用来收工的药，是小青龙汤在《金匮要略》条文里的苓甘五味姜辛夏仁汤。我比较喜欢这个方子的结构，因为小青龙汤去不干净的痰，这个方子可以去得很干净的。不过这个结构还有寒化热化的问题，因为这个方子比较燥热，除非身体里面的痰够冷，不然还是怕烧得太热。我们之后再来谈这个话题，今天姑且不论。

小青龙汤在历代临床上使用它的时候，有几个使用的技巧，我想在最后这点时间里还是要说一下：

其中一个是先用小青龙汤把咳嗽镇住，之后再用别的方剂化痰，比如说民国初年张锡纯的从龙汤——就是“跟随在小青龙汤后”的一个方——或者是用苓桂术甘汤、苓甘五味姜辛夏仁汤两个方剂；也有人主张用别的补脾胃化湿的方子……

但这里比较值得考虑的是：一开始，我们用的是“汗解”小青龙汤的方子，还是“尿解”小青龙汤的方子？如果用的是汗解小青龙汤的方子——比方说外面配方颗粒卖的小青龙汤，那根本是小青龙汤里面的垃圾，很不适当——那么，之后的后遗症，就不一定是小青龙汤的错了。

另外，像叶天士要去除小青龙汤的问题，他怎么做呢？他是直接把麻黄跟细辛拿掉，这样就变成汗解无路，只能打内仗，这也是一个方法。

我所喜欢的方法是一位近代的经方家的方法，他叫作范文甫，他用“半夏独大小青龙汤”就是半夏用三钱，其他药味都只用几分。

建议大家参考这样的做法，让半夏是其他药的好几倍，这样它的副作用可以减到最低，人就不会虚掉，不然如果是用我们一般所习惯的，半夏药性不足的小青龙汤结构的时候，它就会变成一种比较伤元气的发汗剂。我们中医的方子都是“有病则病受之”，如果得的是大青龙汤证、麻黄汤证，我们吃了对的药，会觉得元气恢复，即使它里面有麻黄；可是这些药如果用错地方，就会打伤我们的元气。“有病治病，无病杀人”，这是经方的特色。

所以在用小青龙汤的时候，我们要确保它不要打偏，否则就会伤人，这是我们从最粗浅的一个角度、从大框架来检视小青龙汤，这样一方面我们学会怎么使用它，另外也是从桂枝汤、葛根汤、大青龙汤一路下来，它们的服用法、里面药味的加减变化，路数慢慢转方向变到小青龙汤来，这样跟着仲景的思维一路推理下来，以学习而言，蛮过瘾的不是吗？

〔摘自二〇〇八年《伤寒杂病论慢慢教》
课程第三段第五堂〕